儿童化疗
相关肿瘤心脏病
诊治现状

主编◎刘晓亮　王　川

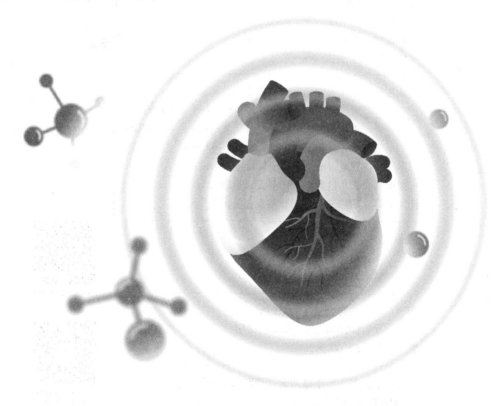

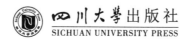

四川大学出版社
SICHUAN UNIVERSITY PRESS

图书在版编目（CIP）数据

儿童化疗相关肿瘤心脏病诊治现状 / 刘晓亮，王川
主编 . -- 成都：四川大学出版社，2025. 1. -- ISBN
978-7-5690-7497-0

Ⅰ．R730.55；R725.4
中国国家版本馆 CIP 数据核字第 2025FW6281 号

书　　名：儿童化疗相关肿瘤心脏病诊治现状
　　　　　Ertong Hualiao Xiangguan Zhongliu Xinzangbing Zhenzhi Xianzhuang
主　　编：刘晓亮　王　川

选题策划：倪德君
责任编辑：倪德君
责任校对：张　澄
装帧设计：裴菊红
责任印制：李金兰

出版发行：四川大学出版社有限责任公司
　　　　　地址：成都市一环路南一段 24 号（610065）
　　　　　电话：（028）85408311（发行部）、85400276（总编室）
　　　　　电子邮箱：scupress@vip.163.com
　　　　　网址：https://press.scu.edu.cn
印前制作：四川胜翔数码印务设计有限公司
印刷装订：四川五洲彩印有限责任公司

成品尺寸：170mm×240mm
印　　张：11
字　　数：211 千字

版　　次：2025 年 1 月 第 1 版
印　　次：2025 年 1 月 第 1 次印刷
定　　价：52.00 元

扫码获取数字资源

四川大学出版社
微信公众号

编 委 会

序

随着肿瘤诊断技术的发展，以及新型药物临床应用的不断深入，目前多种类型的肿瘤经过治疗，逐渐以一种慢性病的模式长期存在。然而值得我们注意的是，肿瘤及肿瘤治疗相关心脏毒性（cancer therapy－related cardiovascular toxicity，CTR－CVT）是显著影响肿瘤长期幸存者预后的重要因素。肿瘤合并心血管疾病或抗肿瘤治疗导致的心血管疾病，已然成为儿童肿瘤幸存者死亡的主要原因之一。心血管疾病负担很有可能将伴随儿童肿瘤幸存者的一生，导致他们的死亡风险明显增加，甚至超过原发肿瘤或肿瘤复发导致的死亡风险。

肿瘤科或心血管科的医生很难快速掌握对方学科的治疗进展及相关疾病带来的预后变化，进而影响对治疗合理性的综合判断。因此，学科间交叉知识的掌握对该类患者的管理愈发重要。随着社会进步及医学发展，认识、识别和管理CTR－CVT的需求逐渐增加，促进了肿瘤心脏病学亚专业的诞生。针对儿童肿瘤幸存者，需要长期甚至终生定期随访，尽早识别CTR－CVT，早期干预治疗。这也要求儿童肿瘤科及儿童心血管科相关专业人员增加对肿瘤心脏病学的认识，早发现，多学科决策，规范管理。

我们团队涉足儿童肿瘤心脏病学领域五年余，认识到这是一个迅速变革的领域，需要多学科团队共同参与决策，尤其是儿童肿瘤科及儿童心血管科医生。撰写本书是为了让我们团队成员能更深入地认识该领域，同时也希望本书能为临床医生提供一定的帮助，让大家认识儿童肿瘤心脏病学这一特殊领域，为这一领域的发展作出贡献。

华西二院儿童肿瘤心脏病学团队

2024 年 12 月

目　录

1

第一章　肿瘤心脏病概述

一、肿瘤心脏病的定义及流行病学

随着人们生活方式的改变和人均寿命的不断延长，肿瘤逐渐成为继心血管疾病后又一严重的全球公共卫生问题。2022 年，全球新增肿瘤患者约 1930 万，其中我国肿瘤患者占 49.3％，据预测 2040 年全球新增肿瘤患者将达到 2840 万。流行病学调查显示，2018—2020 年我国儿童青少年恶性肿瘤发病 121145 例，0～14 岁儿童肿瘤发病率为 122.86/100 万，15～19 岁青少年肿瘤发病率为 137.64/100 万。值得庆幸的是，随着肿瘤诊断技术的发展，以及新型药物临床应用的不断深入，目前多种类型的肿瘤经治疗后，以一种慢性病的模式长期存在。美国儿童肿瘤患者 5 年生存率超过 83％，而欧洲和中国这一数据分别为 81％和 71.9％。然而，值得我们注意的是，肿瘤及肿瘤治疗相关心脏毒性（cancer therapy-related cardiovascular toxicity，CTR-CVT），即肿瘤患者出现左心室射血分数（left ventricular ejection fraction，LVEF）降低、心力衰竭症状和体征，是显著影响肿瘤长期幸存者预后的重要因素。

一项针对儿童肿瘤幸存者的多中心研究显示，儿童肿瘤患者确诊后的 30 年内，心脏病累积发生率为 4.8％，甚至部分研究提示其发生率超过 50％。在长期肿瘤幸存者中，合并心脏病者死亡风险最高，预后最差。CTR-CVT 已然成为儿童肿瘤幸存者死亡的主要原因。接受抗肿瘤治疗的患者，发生各种心脏病的风险是其他疾病的 5～6 倍，包括心力衰竭、心肌功能障碍、瓣膜病、冠状动脉病变、心律失常和心包疾病等，甚至可导致被迫暂停、终止或更换原本的抗肿瘤治疗方案，长期可导致患者生活质量下降、预期寿命缩短等。

肿瘤科或心血管科医生很难快速掌握对方学科的治疗进展及相关疾病带来的预后影响，进而影响其对治疗合理性的综合判断。因此，学科间交叉知识的掌握越发重要。肿瘤心脏病学作为一门新兴交叉学科，在肿瘤学科与心血管学科飞速发展的时代应运而生。然而，临床上肿瘤心脏病学相关概念仍较模糊。

在诸多关于肿瘤心脏病学的权威文献及指南中，肿瘤心脏病学的英文命名并不统一，包括 cardio-oncology、onco-cardiology、cardioncology 等。其命名目前仍存在较多争议，可能是由于该学科是一门交叉学科，站在不同学科角度命名会存在一定差异，或受到英语语言规则的影响。在我国，肿瘤心脏病学的观念仍未被广泛接受和理解，命名为"心脏肿瘤学"极易被部分医务人员及大众误解为心脏自身肿瘤所衍生的学科，势必影响相关知识的理解和理念的推广。"肿瘤心脏病学"更为准确地表达了这一交叉学科的主要含义，即肿瘤疾病自身或抗肿瘤治疗相关心脏病。

肿瘤心脏病学作为一门新兴的交叉学科，目前定义基本明确，即肿瘤治疗过程中所面临的心脏损伤与心脏毒性，其具体研究范畴仍在不断完善。目前，肿瘤心脏病学的学科定位涵盖以下几个方面：①肿瘤疾病自身导致的心脏损害；②抗肿瘤治疗相关的心脏病；③肿瘤和心脏病的共同危险因素及其干预；④心脏占位性病变（良性与恶性）。

二、肿瘤心脏病诊疗现状

20 世纪 60—70 年代，随着蒽环类药物用于肿瘤治疗，大家逐渐认识到蒽环类药物相关的 CTR-CVT。目前，抗肿瘤治疗相关的心脏病，包括靶向治疗相关心脏病，已广泛引起临床医生的重视并且有诸多相关报道。然而，2000 年美国 MD 安德森癌症中心（MD Anderson Cancer Center）才成立了世界上第一个肿瘤心脏病学学会；2009 年，国际肿瘤心脏病协会（International Cardio-Oncology Society，ICOS）成立；2012 年，欧洲肿瘤内科学会（European Society for Medical Oncology）发表了《欧洲化疗放疗及靶向药物所致的心脏毒性临床实践指南》，这是肿瘤心脏病学领域第一份指南。此外，欧洲学者于 2014 年开展了全球首项针对肿瘤心脏病患者的大规模临床注册研究（Cardiac Oncology Toxicity Registry）。欧洲心脏病学会（European Society of Cardiology，ESC）于 2016 年发表了肿瘤心脏病学领域的立场声明，即《2016 年 ESC 肿瘤治疗与心血管毒性立场声明》。该立场声明是世界范围内第一部真正意义上的肿瘤心脏病学纲领性指南，极大地推动了该学科的发展。

我国肿瘤心脏病学虽起步较晚，却发展迅速。2011 年，我国发布了首部肿瘤心脏病学专家共识——《防治蒽环类抗肿瘤药物心脏毒性的中国专家共识（2011 版）》；2016 年，第一届中国肿瘤心脏病学会议召开，宣告肿瘤心脏病学在我国正式成为一个亚专业，并确立了学科命名和研究领域；2018 年，中国抗癌协会整合肿瘤心脏病学分会成立，这是在肿瘤相关学会中成立的第一个肿瘤心脏病学专业学术组织，预示着我国肿瘤心脏病学领域崭新里程的开启。

2022 年，ESC 联合欧洲血液病学协会（European Hematology Association，EHA）、欧洲放射与肿瘤协会（European Society for Therapeutic Radiology and Oncology，ESTRO）、ICOS 共同制定并发布了《ESC 2022 肿瘤心脏病学指南》，详尽阐述了肿瘤心脏病相关心血管事件的具体定义、流行病学、诊断及防治措施。根据《ESC 2022 肿瘤心脏病学指南》，肿瘤相关心血管疾病主要分为以下几类：①肿瘤治疗相关心功能障碍（cancer therapy－related cardiac dysfunction，CTRCD），包括症状性或无症状性 CTRCD；②免疫抑制剂相关心肌炎（immune checkpoint inhibitors myocarditis），包括病理学诊断的和临床诊断的；③肿瘤治疗相关周围血管病（cancer therapy－related vascular toxicity），包括无症状血管病变（粥样硬化、血栓形成、血管反应性降低）和症状性血管病变（脑卒中、一过性脑缺血、心肌梗死、急/慢性冠脉综合征、心绞痛、雷诺现象）；④肿瘤治疗相关高血压（cancer therapy－related arterial hypertension）；⑤肿瘤治疗相关心律失常（cancer therapy－related cardiac arrhythmias），包括 QT 间期延长、心动过速、室上性心动过速、室性心动过速、心房颤动；⑥肿瘤治疗相关心脏瓣膜疾病（cancer therapy－related valvular heart disease）；⑦肿瘤治疗相关肺动脉高压（cancer therapy－related pulmonary hypertension）；⑧肿瘤治疗相关其他心血管并发症。

《ESC 2022 肿瘤心脏病学指南》强调了抗肿瘤治疗前应当进行 CTR－CVT 危险分层。既往存在心血管系统疾病（心力衰竭、心肌病、心肌梗死、稳定型心绞痛），LVEF 基线值低于 55%，血液心肌酶学指标升高，高龄，慢性肾病，吸烟，肥胖，既往接受蒽环类药物治疗或胸部放疗、纵隔放疗，均是 CTR－CVT 的高危因素。而针对抗肿瘤治疗过程中出现的 CTR－CVT，则需进一步进行严重程度分级，根据严重程度进行相应预防和管理。例如，针对存在 CTR－CVT 高风险的肿瘤患者可进行二级预防，给予 β 受体阻滞剂或血管紧张素转换酶抑制剂（angiotensin converting enzyme inhibitor，ACEI）、血管紧张素Ⅱ受体阻滞剂（angiotensin Ⅱ receptor blocker，ARB）等药物治疗，改善肿瘤患者预后。

随着社会进步及医学发展，大家对 CTR－CVT 的认识、识别和管理需求逐渐加深和增加，促进了肿瘤心脏病学亚专业的诞生。同时，靶向治疗和免疫治疗等新型抗肿瘤治疗方法不断问世，新药疗效远超传统药物，显著延长了肿瘤患者生存期。然而，合并心血管基础疾病的肿瘤患者，生存期的延长也预示着更高的 CTR-CVT 发生率；同时，对于已经出现 CTR-CVT 的肿瘤患者，仍然需要继续接受抗肿瘤治疗。在临床工作中，医务工作者不得不面临此类困境，故"可接受的心脏毒性"（permissive cardiotoxicity）的概念应运而生，其内涵包括：①心血管筛查检查结果正常但存在 CTR-CVT 相关危险因素；②无症状但存在 CTR-CVT；③轻-中度 CTR-CVT；④危及生命的 CTR-CVT。可接受的心脏毒性这一术语强调了在适当的情况下继续进行抗肿瘤治疗，同时尽量减轻心脏毒性。

三、儿童肿瘤心脏病的特殊性

儿童肿瘤并不是成人肿瘤的缩小版。儿童肿瘤疾病谱、基因突变类型及治疗方案均异于成人。病因方面，环境因素、个人生活习惯、感染等是引起成人肿瘤基因突变的主要诱因，如吸烟、酗酒等非遗传因素最终导致肿瘤发生；而遗传因素是导致儿童肿瘤发生的重要因素，如胚胎 DNA 突变和家族肿瘤遗传背景。肿瘤发生部位方面，成人肿瘤好发于肺、肝、胃、肠道、腺体等部位，这些部位大部分属于上皮组织；儿童肿瘤则好发于非上皮组织，如造血系统、神经系统、骨骼肌肉系统、原始胚胎组织等，以胚胎性肿瘤和肉瘤为主。

目前儿童肿瘤治疗基本以放化疗为主联合手术治疗，且儿童肿瘤大多源于胚胎、软组织等非上皮组织，故对放化疗的敏感性优于成人肿瘤，临床治愈率较高。尽管目前随着肿瘤管理体系的不断完善，儿童肿瘤患者存活率已上升至80%以上，但肿瘤仍为儿童死亡的重要原因。诸多研究表明，儿童肿瘤幸存者生存期远超成人肿瘤幸存者，其罹患肿瘤心脏病的风险相应增加。例如，蒽环类药物用于儿童肿瘤患者治疗时，其使用率及后续影响、药物代谢方面与成人肿瘤患者存在明显差异，儿童肿瘤患者更易出现 CTR-CVT。因此，心血管疾病负担很有可能将伴随儿童肿瘤幸存者的一生，可能导致儿童肿瘤幸存者死亡风险明显增加，甚至超过其原发病或肿瘤复发导致的死亡风险。因此，对于儿童肿瘤心脏病学的研究开展迫在眉睫。针对儿童肿瘤幸存者，需要长期甚至终生定期随访，尽早识别肿瘤心脏病，早期干预治疗。这也要求儿童肿瘤科医生及心血管科医生需要加强对肿瘤心脏病学的认识，早发现，多学科决策，规范管理。

参考文献

[1] ZHENG R, ZHANG S, ZENG H, et al. Cancer incidence and mortality in China, 2016 [J]. J Natl Cancer Cent, 2022, 2 (1): 1-9.

[2] SUNG H, FERLAY J, SIEGEL R L, et al. Global Cancer Statistics 2020: GLOBOCAN estimates of incidence and mortality worldwide for 36 cancers in 185 countries [J]. CA Cancer J Clin, 2021, 71 (3): 209-249.

[3] NI X, LIU Y, WANG J, et al. Socioeconomic inequalities in cancer incidence and access to health services among children and adolescents in China: a cross-sectional study [J]. Lancet, 2022, 400 (10357): 1020-1032.

[4] BOTTA L, AYER S, FIDLER C, et al. Long-term survival and cure fraction estimates for childhood cancer in Europe (EUROCARE-6): results from a population-based study [J]. Lancet Oncol, 2022, 23 (12): 1525-1536.

[5] HERRMANN J, YOUNG A H, MCVEIGH J, et al. Defining cardiovascular toxicities of cancer therapies: an International Cardio-Oncology Society (IC-OS) consensus statement [J]. Eur Heart J, 2022, 43 (4): 280-299.

[6] LYON A R, TEMPERLEY M, SIRIGNANO P, et al. 2022 ESC Guidelines on cardio-oncology developed in collaboration with the European Hematology Association (EHA), the European Society for Therapeutic Radiology and Oncology (ESTRO) and the International Cardio-Oncology Society (IC-OS) [J]. Eur Heart J, 2022, 43 (41): 4229-4361.

[7] ZAMORANO J L, LÓPEZ-FERNÁNDEZ T, BERTOMEU-GÓMEZ V, et al. 2016 ESC Position Paper on cancer treatments and cardiovascular toxicity developed under the auspices of the ESC Committee for Practice Guidelines: the task force for cancer treatments and cardiovascular toxicity of the European Society of Cardiology (ESC) [J]. Eur Heart J, 2016, 37 (36): 2768-2801.

[8] BATES J E, MERTENS A C, LEE L M, et al. Therapy-related cardiac risk in childhood cancer survivors: an analysis of the childhood cancer survivor study [J]. J Clin Oncol, 2019, 37 (13): 1090-1101.

[9] HUDSON M M, OEFFINGER K C, CHEN H, et al. Clinical ascertainment of health outcomes among adults treated for childhood cancer [J]. JAMA, 2013, 309 (22): 2371—2381.

[10] MEESSEN J, COHEN J, DEKKER A W, et al. Circulating biomarkers and cardiac function over 3 years after chemotherapy with anthracyclines: the ICOS—ONE trial [J]. ESC Heart Fail, 2020, 7 (4): 1452—1466.

[11] CARDINALE D, IACOPPO F, CIPOLLA C M. Cardiotoxicity of anthracyclines [J]. Front Cardiovasc Med, 2020, 7: 26.

[12] GIANNI L, HENSLEY M L, GAYNOR J, et al. Anthracycline cardiotoxicity: from bench to bedside [J]. J Clin Oncol, 2008, 26 (22): 3777—3784.

[13] TRIPAYDONIS A, CONYERS R, ELLIOTT D A. Pediatric anthracycline—induced cardiotoxicity: mechanisms, pharmacogenomics, and pluripotent stem—cell modeling [J]. Clin Pharmacol Ther, 2019, 105 (3): 614—624.

[14] RYAN T D, NAGARAJAN R, GODOWN J. Pediatric cardio — oncology: development of cancer treatment—related cardiotoxicity and the therapeutic approach to affected patients [J]. Curr Treat Options Oncol, 2019, 20 (7): 56.

[15] HIDEG K, KÁLAI T. Novel antioxidants in anthracycline cardiotoxicity [J]. Cardiovasc Toxicol, 2007, 7 (2): 160—164.

[16] VAN DALEN E C, CARON H N, DOLMAN K M, et al. Anthracycline—induced cardiotoxicity: comparison of recommendations for monitoring cardiac function during therapy in paediatric oncology trials [J]. Eur J Cancer, 2006, 42 (18): 3199—3205.

[17] IARUSSI D, LEONI G P, DE ANGELIS V, et al. Anthracycline—induced cardiotoxicity in children with cancer: strategies for prevention and management [J]. Paediatr Drugs, 2005, 7 (2): 67—76.

[18] SWAIN S M, VICI P. The current and future role of dexrazoxane as a cardioprotectant in anthracycline treatment: expert panel review [J]. J Cancer Res Clin Oncol, 2004, 130 (1): 1—7.

[19] GIANTRIS A L, HURLEY K E, DORRIS D, et al. Anthracycline—induced cardiotoxicity in children and young adults [J]. Crit Rev Oncol

Hematol, 1998, 27 (1): 53-68.

[20] SALEH Y, HENSLEY M L, SPARANO J A. Anthracycline-induced cardiotoxicity: mechanisms of action, incidence, risk factors, prevention, and treatment [J]. Heart Fail Rev, 2021, 26 (5): 1159-1173.

[21] POHL J, HENSLEY M L, SPARANO J A. ECG scoring for the evaluation of therapy-maïve cancer patients to predict cardiotoxicity [J]. Cancers (Basel), 2021, 13 (6): 1197.

[22] MAKAVOS G M, HENSLEY M L, SPARANO J A. Cardiac imaging in cardiotoxicity: a focus on clinical practice [J]. Heart Fail Rev, 2021, 26 (5): 1175-1187.

[23] GONG F F, HENSLEY M L, SPARANO J A. Circulating biomarkers for cardiotoxicity risk prediction [J]. Curr Treat Options Oncol, 2021, 22 (6): 46.

[24] GRAFFAGNINO C, HENSLEY M L, SPARANO J A. Strategies to prevent cardiotoxicity [J]. Curr Treat Options Oncol, 2020, 21 (4): 32.

[25] CURIGLIANO G, LENIHAN D, FRADLEY M, et al. Management of cardiac disease in cancer patients throughout oncological treatment: ESMO consensus recommendations [J]. Ann Oncol, 2020, 31 (2): 171-190.

[26] THOMPSON J A, BYRD T, GAJEWSKI T F, et al. NCCN Guidelines Insights: management of immunotherapy-related toxicities, version 1. 2020 [J]. J Natl Compr Canc Netw, 2020, 18 (3): 230-241.

[27] HINRICHS L, KÖNIG J, HENSLEY M L, et al. Troponins and natriuretic peptides in cardio-oncology patients-data from the ECoR registry [J]. Front Pharmacol, 2020, 11: 740.

[28] JERUSALEM G, PEREIRA A M, SERRUYS P W, et al. The European Association of Cardiovascular Imaging/Heart Failure Association Cardiac Oncology Toxicity Registry: long-term benefits for breast cancer treatment [J]. Future Oncol, 2015, 11 (20): 2791-2794.

[29] 中国临床肿瘤学会，中华血液学会，哈尔滨血液病肿瘤研究所. 防治蒽

环类抗肿瘤药物心脏毒性的中国专家共识（2011 版）[J]. 临床肿瘤学杂志，2011，16（12）：1122—1129.

[30] PORTER C，HENSLEY M L，SPARANO J A，et al. Permissive cardiotoxicity：the clinical crucible of cardio－oncology [J]. JACC CardioOncol，2022，4（3）：302—312.

[31] MULROONEY D A，YAZDANI A R，BAKER K L，et al. Cardiac outcomes in a cohort of adult survivors of childhood and adolescent cancer：retrospective analysis of the Childhood Cancer Survivor Study cohort [J]. BMJ，2009，339：b4606.

[32] TUKENOVA M，EVEN C，CARRIE C，et al. Role of cancer treatment in long－term overall and cardiovascular mortality after childhood cancer [J]. J Clin Oncol，2010，28（8）：1308—1315.

[33] CHEN M H，COLAN S D，DILLER L. Cardiovascular disease：cause of morbidity and mortality in adult survivors of childhood cancers [J]. Circ Res，2011，108（5）：619—628.

[34] BANSAL N，KHATUA S，LEVENTHAL B G，et al. Chemotherapy－induced cardiotoxicity in children [J]. Expert Opin Drug Metab Toxicol，2017，13（8）：817—832.

第二章　儿童化疗相关肿瘤心脏病的发病机制

在目前的医疗实践中，儿童肿瘤的治疗已取得了显著成效。其中化疗作为主要治疗手段，极大地提高了儿童肿瘤患者的生存率。然而，随之而来的化疗药物的不良反应，特别是心脏毒性，开始受到广泛关注。研究显示，在西方国家，化疗相关肿瘤心脏病的死亡风险甚至已经超越了肿瘤复发的死亡风险。儿童因尚处于生长发育阶段，其特有的生理特点使其对化疗药物的心脏毒性更为敏感。

化疗药物不仅可能引起心力衰竭和心律失常等急性心脏事件，也可能长期影响心血管健康，导致持续的心血管并发症。这些并发症严重影响了儿童肿瘤患者的生活质量和预后，对其长期健康构成了重大威胁。常见抗肿瘤药物及其心脏毒性表现见表2-1。

表2-1 常见抗肿瘤药物及其心脏毒性表现

药物名称	药物分类	临床应用	心脏毒性表现
多柔比星（doxorubicin）	蒽环类	各种实体瘤和血液肿瘤	心肌病、心力衰竭、心律失常
柔红霉素（daunorubicin）		白血病	
表柔比星（epirubicin）		乳腺癌、胃癌、卵巢癌等	
伊达比星（idarubicin）		白血病	
阿柔比星（aclarubicin）		白血病、淋巴瘤	
米托蒽醌（mitoxantrone）		白血病、淋巴瘤、乳腺癌	
环磷酰胺（cyclophosphamide）	烷化剂	各种实体瘤和血液肿瘤	心肌病、心包炎、心律失常
异环磷酰胺（ifosfamide）		各种实体瘤和血液肿瘤	心肌病、心包炎、心律失常
氮芥（mechlorethamine）		霍奇金淋巴瘤、白血病	心律失常、心肌缺血、心肌梗死
达卡巴嗪（dacarbazine）		黑色素瘤、霍奇金淋巴瘤	心律失常、低血压、心肌缺血、心包积液

药物名称	药物分类	临床应用	心脏毒性表现
顺铂（cisplatin）	铂类	各种实体瘤	心肌病、心律失常、心肌缺血、心肌梗死、QT 间期延长
奥沙利铂（oxaliplatin）		结直肠癌、胃癌	心律失常、QT 间期延长、心肌梗死
卡铂（carboplatin）		各种实体瘤	心肌病、低血压、心律失常、心肌缺血
吉西他滨（gemcitabine）	抗代谢类	胰腺癌、肺癌、膀胱癌等	心律失常、心肌病、心包积液
阿糖胞苷（cytarabine）		急性髓性白血病、慢性髓性白血病	心律失常、心肌缺血、心包积液
5—氟尿嘧啶（5—fluorouracil）		结直肠癌、胃癌、胰腺癌	心绞痛、心肌梗死、心律失常、心力衰竭
替尼泊苷（teniposide）	拓扑异构酶抑制剂	白血病、脑瘤	心肌病、低血压、心律失常
依托泊苷（etoposide）		小细胞肺癌、睾丸癌、淋巴瘤等	心肌病、低血压、心律失常、心肌缺血
培美曲塞（pemetrexed）	抗代谢类	非小细胞肺癌、恶性胸膜间皮瘤	心律失常、心肌病、QT 间期延长
曲妥珠单抗（trastuzumab）	抗 HER2 单抗	HER2 阳性乳腺癌、胃癌	心肌病、心力衰竭
利妥昔单抗（rituximab）	抗 CD20 单抗	淋巴瘤、慢性淋巴细胞白血病、类风湿关节炎	高血压、心律失常、QT 间期延长
阿仑单抗（alemtuzumab）	抗 CD52 单抗	慢性淋巴细胞白血病	高血压、心律失常、QT 间期延长
西罗莫司（sirolimus）	mTOR 抑制剂	移植排斥反应、肾细胞癌	高血压、心律失常、QT 间期延长
博来霉素（bleomycin）	抗生素	各种实体瘤和血液肿瘤	心律失常、低血压、肺动脉高压
贝伐单抗（bevacizumab）	VEGF 抑制剂	结直肠癌、非小细胞肺癌、肾细胞癌	高血压、心力衰竭、心律失常
帕唑帕尼（pazopanib）		肾细胞癌、软组织肉瘤	高血压、心律失常、QT 间期延长
阿西替尼（axitinib）		肾细胞癌	高血压、心律失常、QT 间期延长
瑞戈非尼（regorafenib）		结直肠癌、胃肠道间质瘤	高血压、心律失常、QT 间期延长
舒尼替尼（sunitinib）		肾细胞癌、胃肠道间质瘤	高血压、心律失常、QT 间期延长
索拉非尼（sorafenib）		肝细胞癌、肾细胞癌、甲状腺癌	高血压、心律失常、QT 间期延长

续表

药物名称	药物分类	临床应用	心脏毒性表现
伊马替尼（imatinib）	酪氨酸激酶抑制剂	慢性髓性白血病、胃肠道间质瘤	高血压、心律失常、QT 间期延长
达沙替尼（dasatinib）		慢性髓性白血病、急性淋巴细胞白血病	高血压、心律失常、QT 间期延长
尼洛替尼（nilotinib）		慢性髓性白血病	高血压、心律失常、QT 间期延长
布加替尼（brigatinib）	ALK 抑制剂	ALK 阳性非小细胞肺癌	高血压、心律失常、QT 间期延长
洛拉替尼（lorlatinib）		ALK 阳性非小细胞肺癌	心律失常、QT 间期延长、心肌病
曲美替尼（trametinib）	MEK 抑制剂	黑色素瘤、非小细胞肺癌等	心肌病、心力衰竭、心律失常
考比替尼（cobimetinib）		黑色素瘤	心肌病、心律失常、QT 间期延长
达拉非尼（dabrafenib）	BRAF 抑制剂	黑色素瘤、非小细胞肺癌等	心肌病、心力衰竭、心律失常
维罗非尼（vemurafenib）		黑色素瘤、非小细胞肺癌等	心律失常、QT 间期延长、心肌病
恩曲替尼（entrectinib）	TRK 抑制剂	NTRK 融合肿瘤	心肌病、心力衰竭、QT 间期延长
硼替佐米（bortezomib）	蛋白酶体抑制剂	多发性骨髓瘤、套细胞淋巴瘤	心律失常、心肌病、心力衰竭
卡非佐米（carfilzomib）		多发性骨髓瘤	高血压、心律失常、QT 间期延长
尼拉帕尼（niraparib）	PARP 抑制剂	卵巢癌、输卵管癌、原发性腹膜癌	高血压、心律失常、QT 间期延长
奥拉帕尼（olaparib）		卵巢癌、输卵管癌、原发性腹膜癌、乳腺癌	高血压、心律失常、QT 间期延长
鲁卡帕尼（rucaparib）		卵巢癌、输卵管癌、原发性腹膜癌	高血压、心律失常、QT 间期延长
达拉替尼（talazoparib）		乳腺癌	高血压、心律失常、QT 间期延长
沙利度胺（thalidomide）	免疫调节剂	多发性骨髓瘤、麻风病瘤型反应	高血压、心律失常、QT 间期延长
来那度胺（lenalidomide）		多发性骨髓瘤、套细胞淋巴瘤、骨髓增生异常综合征	高血压、心律失常、QT 间期延长
泊马度胺（pomalidomide）		多发性骨髓瘤	高血压、心律失常、QT 间期延长

注：HER2，human epidermal growth factor receptor－2，人表皮生长因子受体－2；mTOR，mammalian target of rapamycin，哺乳动物雷帕霉素靶蛋白；VEGF，vascular endothelial growth factor，血管内皮生长因子；ALK，anaplastic lymphoma kinase，间变性

淋巴瘤激酶；MEK，mitogen-activated protein kinase kinase，丝裂原活化蛋白激酶激酶；BRAF，B-Raf proto-oncogene，serine/threonine kinase，丝氨酸/苏氨酸蛋白激酶；TRK，tropomyosin receptor kinase，原肌球蛋白受体激酶；PARP，poly ADP-ribose polymerase，聚腺苷二磷酸核糖聚合酶。

一、儿童化疗相关肿瘤心脏病的主要发病机制

抗肿瘤治疗引起的心脏损伤常导致治疗中断，其风险程度受到治疗方案、药物种类、患者心脏健康状态和其他心脏毒性药物使用的影响。因此，深入理解化疗药物的心脏毒性机制，有助于开发有效的预防与干预措施，对儿童肿瘤患者的健康管理至关重要。

儿童肿瘤治疗通常涉及多种化疗药物和不同治疗方案，以及儿童特殊的发育状态，儿童化疗相关肿瘤心脏病的发病机制往往较为复杂，涉及多种生物化学和生理病理过程。

（一）氧化应激

许多化疗药物能够增加体内活性氧（reactive oxygen species，ROS）的生成。活性氧可以直接损害心肌细胞的细胞膜和细胞结构，导致心肌细胞结构和功能受损。

（二）线粒体损伤

部分化疗药物可能损伤心肌细胞线粒体，影响线粒体形态及功能，进而影响心肌细胞的正常功能，甚至导致心肌细胞死亡。

（三）心脏重塑

长期的心肌细胞损伤和死亡会触发心脏重塑过程，包括心脏结构改变和心肌纤维化。这些改变会抑制心肌收缩和（或）舒张功能，引起 LVEF 降低，导致心功能受损或衰竭。

（四）炎症反应

某些化疗药物可以激活心脏组织的炎症途径，释放炎症因子，这些因子可进一步加重心脏损伤。

（五）电活动异常

一些化疗药物还可能影响心肌细胞电活动，包括心肌细胞电传导，导致心律失常等的发生。

（六）基因表达改变

一些化疗药物可能改变心肌细胞内调控细胞生长、修复和凋亡的基因表达模式，进而影响心肌细胞功能，导致心功能受损。

（七）其他

其他与心肌细胞结构和功能有关的因素，如个体遗传因素、心脏自主神经调节功能、慢性肾脏疾病等，也可能影响儿童化疗相关肿瘤心脏病的发生。

二、蒽环类药物所致儿童化疗相关肿瘤心脏病的发病机制

蒽环类药物是一种广泛用于治疗儿童白血病、淋巴瘤及多种实体瘤的一线化疗药物，具有广泛的抗肿瘤效应。蒽环类药物通过插入 DNA 分子中，阻断肿瘤细胞的复制和转录过程，从而抑制肿瘤的生长。然而，其达到治疗效果的同时也带来了严重的不良反应，最为严重的就是心脏毒性。儿童在接受蒽环类药物治疗时，由于其生长发育的特殊性，心脏毒性的影响可能与成人不同。儿童心脏的快速生长和高代谢需求使得他们对化疗药物的心脏毒性更为敏感。此外，儿童在接受蒽环类药物治疗后的长期生存率提高，意味着他们需要面对更长时间的心脏毒性风险，严重影响了他们的长期生活质量。

蒽环类药物所致儿童化疗相关肿瘤心脏病发病机制复杂，主要包括以下几方面。

（一）DNA 损伤

蒽环类药物造成的 DNA 损伤主要包括 DNA 插入和拓扑异构酶 II 抑制两个方面。

1. DNA 插入

蒽环类药物分子通常具有较大且平面的多环结构，这一结构使其能够通过物理方式插入 DNA 双链分子中碱基对堆积的空间，形成稳定的蒽环－DNA

复合体。当蒽环类药物分子插入 DNA 后，DNA 双链之间的空间被扩展，导致 DNA 的正常三维结构发生扭曲。这种结构的扭曲影响了 DNA 的正常生物功能，如 DNA 复制或转录过程中，DNA 或 RNA 聚合酶必须沿 DNA 模版移动以合成新的 DNA 或 RNA，但插入剂的存在对酶的正常运作产生物理阻碍，从而导致复制或转录过程出错或中断。蒽环类药物可能通过 DNA 插入作用影响心肌细胞 DNA 的正常生物功能，导致心肌细胞无法有效地复制自身的遗传物质或产生必要的蛋白质，从而导致心肌细胞功能障碍甚至死亡。

2. 拓扑异构酶 II 抑制

拓扑异构酶 II 是一种在 DNA 复制和转录过程中调节 DNA 链超螺旋张力的关键酶类，能够切断 DNA 双链，允许链旋转解压，然后再重新连接切口，从而维护 DNA 的结构完整性。蒽环类药物能够抑制拓扑异构酶 II 的活性，阻止其正常的切割和重新连接功能。此时，DNA 链上的正常张力无法被调节，导致 DNA 损伤累积，最终触发细胞的应急修复机制。这种 DNA 损伤的累积效应在快速分裂的细胞中尤其显著，如肿瘤细胞，但同时也会对正常细胞产生影响，如心肌细胞。

DNA 损伤的累积可能导致心肌细胞大量损伤或死亡，心肌组织在长期的药物暴露下可能发生病理性改变，如心肌纤维化。这些改变最终会导致心功能受损，出现心脏毒性的临床表现，如心肌病和心力衰竭。

在儿童中，细胞的生长与分化非常活跃，使得 DNA 的完整性和稳定性对他们尤为重要。因此，蒽环类药物的 DNA 插入作用和拓扑异构酶 II 抑制作用在儿童中可能导致更为严重的后果，不仅导致 DNA 损伤的累积，还可能对整个组织发育和个体长期生长产生负面影响。

（二）氧化应激

蒽环类药物在心肌细胞中的代谢可产生大量活性氧，这些高活性的分子会攻击心肌细胞的膜脂、蛋白质和 DNA，引起心肌细胞损伤。持续存在的氧化应激可导致心肌细胞的功能障碍或死亡。这一机制主要包含活性氧生成，氧化应激损伤，抗氧化防御机制的耗竭以及细胞死亡和组织损伤等方面。

蒽环类药物在体内代谢时，通过多种机制增加活性氧（如超氧自由基、过氧化氢和羟基自由基）的生成。药物作用下产生的活性氧可以直接攻击心肌细胞的脂质、蛋白质和 DNA，造成氧化损伤。这种损伤可通过破坏细胞膜的完整性、改变信号传导途径、损伤 DNA 及抑制蛋白质合成等途径影响细胞的正常功能。在正常情况下，心肌细胞具有抗氧化系统来中和活性氧，如超氧化物歧化酶（superoxide dismutase，SOD）、谷胱甘肽过氧化物酶（glutathione peroxidase，GPx）和催化酶等。但蒽环类药物增加的活性氧可能会超过心肌细胞的抗氧化能力，导致抗氧化系统的功能耗竭，从而无法有效中和过多的活性氧。氧化应激的累积最终会导致心肌细胞的凋亡或坏死，进而影响心肌结构和功能，导致心肌病变、心脏收缩功能下降和心力衰竭。

儿童的心肌细胞处于发育阶段，其抗氧化系统的成熟度和工作效率不及成人，尤其是抗氧化酶的活性可能较低，使得这些细胞更难以有效清除因药物代谢而产生的异常高水平活性氧。此外，儿童心肌细胞内的抗氧化剂（如维生素E和维生素C）含量可能相对不足，心肌细胞对活性氧的敏感性增加。长期暴露于高水平活性氧下，心肌细胞可能遭受慢性氧化应激，进而触发心肌细胞功能障碍和凋亡，这种状况可能导致心肌细胞结构和功能异常，如心肌细胞肥大、心肌纤维化等，长期可能发展为心功能障碍甚至心力衰竭。

（三）线粒体损伤

蒽环类药物可以干扰线粒体的功能，线粒体作为细胞的能量工厂，其功能的损伤会导致心肌细胞能量代谢的失衡，进而影响心功能。蒽环类药物导致线粒体损伤，主要影响线粒体能量生成、活性氧水平、线粒体膜电势、钙稳态及线粒体凋亡等。

线粒体是进行有氧代谢和氧化磷酸化产能所必需的胞内细胞器，而氧化磷酸化通过电子传递链实现。蒽环类药物可与线粒体内部的酶如细胞色素C氧化酶进行相互作用，阻断电子传递链正常运作，不仅导致线粒体能量生成受阻，同时导致电子"泄漏"并生成超氧自由基等活性氧类物质。线粒体活性氧水平显著增加，一方面可以通过氧化应激来损害线粒体和其他细胞结构，引起脂质过氧化、蛋白质氧化和DNA损伤，影响细胞的正常功能。另一方面，活性氧累积及电子传递链异常，可导致线粒体膜电势降低。线粒体膜电势参与维持线粒体稳态，其降低会影响线粒体能量合成和钙稳态，造成线粒体功能障碍。此外，线粒体功能障碍还可激活细胞内的凋亡途径。例如，损伤的线粒体会释放促凋亡因子如细胞色素C到细胞质中，触发凋亡执行酶的级联反应，最终导致细胞死亡。由于心肌细胞是一类对能量代谢特别敏感的细胞，线粒体损伤导致的能量供应不足和凋亡增加会直接影响心肌细胞收缩功能，从而导致心肌功能衰竭和心脏病。

此外，儿童心肌细胞的线粒体数量和功能不同于成人，其线粒体的生物生成、能量产生和应对氧化应激的能力仍处于发展阶段。在儿童中，蒽环类药物对线粒体功能的影响更为严重，可能因能量供应不足导致更快速和更严重的心肌细胞死亡。

（四）调节基因表达

蒽环类药物可以改变心肌细胞内特定基因的表达模式，包括能够调控细胞生长、修复和凋亡的基因，进而影响细胞的功能和生存能力。这一机制涉及多个分子途径，以下主要对改变转录因子活性、调节细胞周期控制基因和凋亡相关基因、影响心肌收缩蛋白基因和激活应激响应基因几个途径进行阐述。

1. 改变转录因子活性

蒽环类药物可以通过改变转录因子的活性来调节基因表达。例如，它们可能激活或抑制与细胞应激响应、细胞生长和凋亡相关的转录因子，包括核转录因子-κB（nuclear factor-κB，NF-κB）、p53 和其他与心脏保护相关的转录因子，这些转录因子在维持心肌细胞生理状态和应对氧化应激中起核心作用。

2. 调节细胞周期控制基因和凋亡相关基因

蒽环类药物可以影响细胞周期控制基因和凋亡相关基因的表达。例如，它们可能增加促凋亡基因如 Bax 的表达，同时减少抗凋亡基因如 Bcl2 的表达。这种调控使心肌细胞更容易进入程序性细胞死亡，从而增加心脏组织损伤的发生风险。

3. 影响心肌收缩蛋白基因

心肌收缩功能的调控是通过一系列精确的基因表达来实现的。蒽环类药物可能通过改变心肌收缩蛋白如肌动蛋白和肌球蛋白的基因表达，干扰心肌收缩功能，导致心功能障碍。

4. 激活应激响应基因

在心脏中，蒽环类药物可以激活一系列应激响应基因，这些基因涉及细胞对损伤的反应。例如，热休克蛋白和其他分子伴侣，它们在帮助细胞应对氧化应激和蛋白质错误折叠中发挥重要作用，但长期的应激响应激活可能导致心功能障碍。

（五）炎症反应

心脏受到损伤后会触发炎症反应，长期的炎症环境不仅会加剧心脏损伤，还可能促进心脏病的进一步发展。蒽环类药物可以通过促进炎症反应机制引发心脏病。

蒽环类药物在心脏组织的代谢过程中可引起大量活性氧的产生。这些活性氧不仅通过氧化应激直接损伤细胞结构，还能激活多种炎症信号途径。活性氧的累积可激活包括 NF-κB 在内的关键炎症调控转录因子，导致多种炎症细胞因子的表达增加，如肿瘤坏死因子 α（tumor necrosis factor α，TNF-α）和各种白细胞介素（如 IL-1 和 IL-6）。这些细胞因子能够促进炎症细胞如巨噬细胞和中性粒细胞向心脏组织的迁移和活化。炎症细胞释放更多的活性氧和蛋白水解酶，加剧局部的组织破坏和炎症，进一步损伤心肌细胞和组织，形成恶性循环。

此外，持续的炎症反应可使纤维细胞和胶原蛋白沉积，形成瘢痕组织，促进心肌纤维化，使心脏组织被瘢痕组织替代，影响心肌的弹性和收缩功能，进而导致心脏结构改变和功能障碍，如心室壁变厚、心脏舒张和收缩功能减弱等，最终可能发展为心力衰竭。

蒽环类药物所致儿童化疗相关肿瘤心脏病的发病机制是一个复杂的多因素交互过程。未来的研究需要深入探索这些药物如何具体影响儿童心脏的生物学过程，并开发更安全的治疗方案以减少心脏毒性，从而改善和提高儿童肿瘤患者的生活质量和生存率。同时，针对已经出现心脏病变的儿童肿瘤患者，开发有效的心脏保护和康复策略也同样重要。

三、非蒽环类传统化疗药物所致儿童化疗相关肿瘤心脏病的发病机制

非蒽环类传统化疗药物在儿童肿瘤治疗中也被广泛使用。常用的非蒽环类传统化疗药物如环磷酰胺、顺铂等，具有潜在的心脏毒性。熟悉这类药物所致儿童化疗相关肿瘤心脏病的发病机制，能够帮助临床医生更好地识别危险因素，提高防范意识，优化对患者的监测和治疗方案。

（一）环磷酰胺

环磷酰胺在儿童患者中广泛用于治疗血液肿瘤和实体瘤。其心脏毒性主要

通过氧化应激和直接 DNA 损伤引发。

环磷酰胺及其代谢产物能够在心脏组织中诱导产生大量活性氧，进而损伤心肌细胞，导致心肌细胞功能障碍。与此同时，环磷酰胺及其活性代谢物能直接与心肌细胞 DNA 发生交联，引起基因突变或细胞凋亡，从而增加心脏组织损伤的发生风险。

（二）顺铂

顺铂是治疗儿童神经母细胞瘤等肿瘤的常用药物。其心脏损伤机制主要包括血管损伤和炎症反应。

顺铂可以损伤心脏的血管内皮细胞，尤其是可导致冠状动脉的内皮细胞损伤，降低心脏的血液供应，从而引发缺血性损伤。同时，顺铂也能够激活炎症反应途径，促进炎症细胞因子释放，从而导致心肌细胞损伤、心功能障碍。

（三）其他非蒽环类传统化疗药物的影响

儿童在接受如甲氨蝶呤、长春新碱等其他非蒽环类传统化疗药物治疗时，也可能发生心脏毒性。这些药物可能通过干扰心肌细胞电解质平衡、影响心脏电生理特性、引发心脏节律异常、增加心脏负担等机制导致心功能障碍。

在儿童肿瘤患者的化疗中，非蒽环类传统化疗药物的心脏毒性也是一个需要高度关注的问题。了解这些药物的心脏毒性机制对于预防和管理儿童患者的肿瘤心脏病至关重要。临床工作者需要对接受这些药物治疗的儿童进行定期的心功能监测，必要时需考虑采用心脏保护剂或调整治疗方案来减轻心脏毒性。未来的研究还需要更多地关注这些药物对儿童心脏健康的长期影响，以及如何通过药物干预或生活方式调整来减轻这些不良反应。这对于改善儿童肿瘤患者的生活质量和长期健康具有重要意义。

四、免疫抑制剂所致儿童化疗相关肿瘤心脏病的发病机制

在现代儿童肿瘤的治疗中，免疫抑制剂的使用越来越广泛。然而，这些药物也可能对心功能产生影响，尤其在儿童这一特殊群体中，其影响可能因为生理发育阶段的不同而更为复杂。目前关于免疫抑制剂心脏毒性的研究较少，且几乎均为成人数据，但相关研究也可为理解儿童可能发生的心脏毒性提供参考。

（一）钙调神经磷酸酶抑制剂

钙调神经磷酸酶抑制剂（如环孢素 A、他克莫司等）主要用于器官移植和一些自身免疫性疾病的治疗，它们可能导致高血压和血脂异常，从而增加心血管疾病的发生风险。此外，环孢素 A 还能够直接对心肌细胞造成损伤，导致心脏结构和功能的改变。

（二）抗 TNF－α 单抗

抗 TNF－α 单抗（如英夫利西单抗、阿达木单抗等）目前广泛应用于儿童类风湿关节炎及克罗恩病的治疗。其治疗机制为有效控制炎症，但个别病例报告显示这些药物的使用可能与心功能障碍相关，具体机制可能涉及 TNF－α 在心脏局部的保护作用被抑制。

五、酪氨酸激酶抑制剂所致儿童化疗相关肿瘤心脏病的发病机制

酪氨酸激酶（tyrosine kinase，TK）是细胞信号传导过程中的重要因子，通过调节细胞内信号蛋白，与骨髓干细胞的生长、分化、增殖密切相关。位于22 号染色体 q11 的断裂点聚集区（break point cluster region，BCR）基因和9 号染色体 q34 的 abelson 激酶基因（*ABL*）发生融合，即形成 *BCR－ABL* 融合基因。*BCR－ABL* 融合基因产生一种新的 mRNA 及编码融合蛋白。在BCR－ABL 激酶中，BCR 序列的氨基端与 c－ABL 融合，可组成激活 ABL 酪氨酸激酶，处于活化开放构象，致使 BCR－ABL 激酶持续激活，通过与三磷酸腺苷（adenosine triphosphate，ATP）和底物结合，将磷酸基团从 ATP 转移到底物上，使底物的酪氨酸残基磷酸化，进而影响丝裂原活化蛋白激酶（mitogen－activated protein kinase，MAPK）、RAS、JAK－STAT 等信号通路，促进细胞恶性增殖。但 *BCR－ABL* 融合基因在正常细胞中不表达，临床上多出现于费城染色体阳性的慢性髓系白血病患者中，也可见于急性淋巴细胞白血病、多发性骨髓瘤患者中，与较差的预后相关。

在过去的几十年中，国内外已有近 10 种针对 BCR－ABL 激酶的酪氨酸激酶抑制剂（tyrosine kinase inhibitor，TKI）上市。TKI 是一种小分子抑制剂，可以选择性阻断 ATP 与 BCR－ABL 激酶的结合位点，有效地抑制 BCR－ABL 激酶底物中酪氨酸残基的磷酸化，使 BCR－ABL 激酶失活，进而抑制肿瘤细

胞的增殖与存活，促进 BCR-ABL 阳性细胞的凋亡。

TKI 可能导致多种心脏毒性，如高血压、LVEF 下降、QT 间期延长、充血性心力衰竭、心肌梗死等。TKI 相关心脏毒性主要是由于直接抑制 ABL 的目标效应或缺乏抑制剂选择性的脱靶效应。由于激酶抑制谱和非酪氨酸激酶靶点不同，不同种类的 TKI 诱导的心脏毒性存在差异。

BCR-ABL 激酶结构包含 P 环（P-loop）和 A 环（activation loop，A-loop）。其中 P 环负责结合 ATP，A 环具有高度保守的 DFG 序列，决定了激酶活性，负责催化。"DFG-in" 构象被认为是具有活性的，而 "DFG-out" 构象则是无活性的。TKI 根据其与 BCR-ABL 激酶结合位点的不同，可分为三种类型：①Ⅰ型 TKI，即通过 "DFG-in" 构象结合于 BCR-ABL 的 ATP 位点。②Ⅱ型 TKI，即通过 "DFG-out" 构象结合于 BCR-ABL 的 ATP 位点，以防止底物磷酸化。③Ⅳ型 TKI，也称为变构抑制剂，即通过与 BCR-ABL 的肉豆蔻酰口袋结合，变构抑制酪氨酸激酶活性。

目前经美国食品药品监督管理局（Food and Drug Administration，FDA）批准上市的针对 BCR-ABL 激酶的 TKI，按照上市时间分为四代，下面分别介绍它们所致的儿童化疗相关肿瘤心脏病的发病机制。

（一）第一代 TKI

伊马替尼属于Ⅱ型 TKI。

第一代伊马替尼为 2-嘧啶衍生物，其嘧啶环和吡啶与 BCR-ABL 激酶上的 ATP 位点中的铰链区结合，也与 DFG 序列形成疏水作用和氢键，竞争性干扰 ATP 与 BCR-ABL 的结合，抑制 APL、Kit 受体、血小板生长因子受体、ARG 激酶的自磷酸化，特异性抑制白血病相关信号转导通路的异常激活，进而阻滞祖细胞增殖与克隆。第一代伊马替尼也可与 "DFG-out" 构象的疏水变构口袋结合。由于第一代伊马替尼具有高选择性，大大降低了对正常细胞的毒性和不良反应，但同时也带来了获得性耐药，临床血液学疗效不佳。

第二代伊马替尼为新型苯胺嘧啶衍生物，可与非活化形态的 ABL 激酶结合，促使 P-环折叠覆盖，可阻滞酶的催化活性，产生 BCR-ABL 激酶无活性构象，并抑制不同细胞系内 BCR-ABL 激酶的自身磷酸化。第二代伊马替尼引起的心脏毒性具有剂量、时间和年龄依赖性，其引起的心脏毒性主要包括心律失常、充血性心力衰竭、血管性水肿、左心室功能障碍等。

研究显示，伊马替尼引起心脏毒性的主要机制是 MAPK 相关信号通路激活所诱导的内质网应激反应，进而导致线粒体功能障碍及心肌细胞坏死，微管相关蛋白轻链 3Ⅱ（LC3－Ⅱ）表达增加，氧化应激的增加进一步加重心肌细胞衰老，最终引起左心室扩张和 LVEF 降低，导致心功能障碍。

在心肌细胞中，ABL 激酶维持内质网的稳态，伊马替尼抑制 ABL 激酶诱导内质网应激，最终导致线粒体去极化、ATP 耗尽、细胞色素 C 释放，细胞坏死和凋亡。伊马替尼引起的心脏毒性的标志是线粒体功能障碍。有研究表明，伊马替尼促使内质网应激，导致低级别活性氧生成，从而激活 c－Jun 氨基末端激酶（c－Jun N－terminal kinase，JNK），随后 JNK 易位到线粒体支架 Sab 上，引起病理变化，导致线粒体功能障碍和细胞凋亡。在一项小鼠实验中，伊马替尼引起心肌细胞存活的重要转录因子 GATA 结合蛋白 4 下调。

（二）第二代 TKI

第二代 TKI 可以克服 ABL 激酶区域的大部分突变，以达沙替尼和尼罗替尼为代表。

1. 达沙替尼

达沙替尼是一种多酶抑制剂，属于Ⅰ型 TKI，以催化活性形式靶向 ATP 结合位点的"DFG－in"序列，与 ATP 有效竞争，对 BCR－ABL 激酶具有较高抑制活性。此外，达沙替尼还可以抑制 Src 家族激酶和选择性致癌激酶，如 c－kit 蛋白、ephrin 受体、血小板源性生长因子受体（platelet－derived growth factor receptor，PDGFR）等。由于达沙替尼口服吸收快，其脱靶作用在临床试验中显示出心血管毒性，可表现为 QT 间期延长、左心室功能障碍、充血性心力衰竭、心律失常、动脉缺血和肺动脉高压（pulmonary hypertension，PH）等。达沙替尼引起心脏毒性的主要机制是通过拮抗 ephrin 受体、PDGFR－β，抑制 c－kit 蛋白和 Src 家族激酶，使 caspase－3 和 caspase－7 活性升高，诱导心肌细胞损伤。此外，有研究表明，达沙替尼可能通过抑制 Raf 蛋白激酶，降低了肌细胞蛋白激酶 R 样内质网激酶（endoplasmic reticulum kinase，ERK）磷酸化的水平，抑制心脏 Raf/MEK/ERK 通路，诱导心脏毒性。

2. 尼罗替尼

尼罗替尼属于Ⅱ型 TKI，用甲基咪唑基取代了伊马替尼分子中的 N－甲基哌嗪环，增加对野生型 BCR－ABL 激酶非活性构象的亲和力，改善了亲脂性和溶解度。尼罗替尼还可以抑制 c－kit 蛋白、PDGFR－α 和 PDGFR－β 的活性。尼罗替尼心脏毒性的发生率更高，超过 10% 接受尼洛替尼治疗的患者可出现动脉血管闭塞，且呈剂量和时间依赖性。但尼罗替尼对心脏、血管的潜在影响目前尚未完全清楚。尼罗替尼可能抑制血管内皮生长因子（vascular endothelial growth factor，VEGF）信号通路，诱导内皮功能障碍，引起血压升高。尼洛替尼诱导的心血管事件与加速进展的动脉粥样硬化及血管内皮功能障碍有关。

（三）第三代 TKI

第三代 TKI 的代表药物普纳替尼（ponatinib）和奥雷巴替尼（olvermbatinib）都属于 II 型 TKI。其中，普纳替尼是基于 $BCR-ABL$ 基因 T3151 变异的微观结构设计的，用炔键连接两个芳环，炔基体积和位阻减小，并且苯基可以与 Ile315 的疏水侧链形成强的疏水相互作用，通过与 "DFG-out" 构象的非活性 BCR-ABL 激酶结合，从而发挥作用。

与其他 TKI 相比，普纳替尼的心脏毒性风险最大，主要表现为心力衰竭、缺血性心脏病、剂量依赖性高血压、严重的动脉血栓事件等。普纳替尼引起心脏毒性的主要机制可能是通过激活炎性因子如 TNF-α、IFN-γ、IL-6 等促进微血管病的发生及血栓形成，对冠脉血管和心肌产生直接作用。当普纳替尼与激素或蛋白酶体抑制剂联合使用时，会进一步增加心血管事件的发生风险。普纳替尼也可抑制 VEGF 信号通路，诱导内皮功能障碍，继而导致血压升高，也可引起血栓性微血管病。

（四）第四代 TKI

前面三代 TKI 均是 ATP 竞争性抑制剂，而第四代 TKI 的代表性药物阿西米尼（asciminib）属于 IV 型抑制剂，与 BCR-ABL1 的肉豆蔻酰口袋结合，使 BCR-ABL1 处于非活性构象，并对 ATP 位点突变的 TKI 耐药细胞保持活性，从而起到抑制作用。

六、VEGF 抑制剂所致儿童化疗相关肿瘤心脏病的发病机制

血管生成是肿瘤细胞增殖、侵袭和转移的重要环节。在肿瘤发生的早期，肿瘤细胞增殖形成一个很小的细胞团，此阶段肿瘤细胞不需要血供提供更多的营养。当这个细胞团体积增长到一定阶段，营养吸收依赖于血管的生成，同时肿瘤细胞会分泌一些和血管生成相关的因子，去促使正常的体内血管异常增

生。其中，VEGF是一种40~45kDa的同源二聚体蛋白，在肿瘤血管生成、促进细胞存活和内皮细胞生长增殖中发挥关键作用。VEGF通过与特定VEGF受体（vascular endothelial growth factor receptor，VEGFR）结合而使酪氨酸发生磷酸化，激活细胞内信号通路，包括磷脂酰肌醇3-激酶（phosphatidylinositol-3-kinase，PI3K）、磷脂酶Cγ（phospholipase Cγ，PLC-γ）、蛋白激酶B（protein kinase B，PKB）、RAS和MAPK通路等，导致血管生成、血管通透性增强、肿瘤增殖和迁移等。此外，VEGF可以通过抑制细胞毒性T细胞和树突状细胞的发育，增加免疫抑制细胞的募集和增殖来创造促肿瘤微环境，诱导免疫抑制，使肿瘤从宿主免疫系统逃逸而导致肿瘤生长。VEGF在肿瘤生命周期的所有阶段持续表达，在多种实体瘤中呈高表达。因此，VEGF成为抗肿瘤治疗中极具吸引力的靶标之一。

VEGF抑制剂（vascular endothelial growth factor inhibitor，VEGFI）通过VEGF配体及其受体相结合的细胞内外结构域抑制血管生成和肿瘤细胞生长。目前研发的靶向VEGF-VEGFR通路的抗肿瘤药物根据不同的作用位点主要分为2类：VEGF单克隆抗体和VEGFR-TKI。临床上发现VEGFR-TKI相关的心脏毒性事件发生率很高，临床表现多样，包括高血压、无症状左心室收缩功能障碍、心力衰竭、心肌缺血、心源性休克、心肌复极化等，但其发病机制尚未完全明确。VEGFI相关的心脏毒性具有可逆性，据报道60%~80%的患者停药后损伤的心功能可恢复。

（一）VEGF-VEGFR通路的作用原理

VEGF包括VEGF-A、VEGF-B、VEGF-C、VEGF-D、VEGF-E、VEGF-F和胎盘生长因子（placental growth factor，PLGF）7个成员。其中，VEGF-A通常简称为VEGF，在多种组织中表达，包括肺、肾脏、心脏和肾上腺。

迄今为止，研究人员确定了三种不同的VEGFR，包括VEGFR-1（FLT-1）、VEGFR-2（KDR或FLK-1）和VEGFR-3，以及两个共受体神经纤毛蛋白1（neuronilin-1，NRP1）和神经纤毛蛋白2（neuronilin-2，NRP2）。VEGFR-1和VEGFR-2分布在血管内皮细胞上，VEGFR-3主要分布在淋巴内皮表面。VEGFR通常在细胞外区域含有7个免疫球蛋白样结构域、1个跨膜部分和1个细胞内酪氨酸激酶结构域。不同的受体对配体的活性和亲和力不同，作用机制有差异。

VEGF与VEGFR结合后促进了源自动脉、静脉和淋巴管的血管内皮细胞的生长。VEGF 作用于血管内皮，通过平衡血管舒缩因子（血管扩张因子，如前列腺素 2、一氧化氮，以及血管收缩因子），调节血管的收缩来维持血管张力，在维持血管稳态、心脏发育、心功能方面起着关键作用。

其中，VEGF-A 与 VEGFR-1 结合后主要在血管发育的早期阶段调节内皮细胞的分裂，但是活性较弱。VEGFR-2 现已被公认为是 VEGF 主要的信号受体，虽然亲和力低于 VEGFR-1，但是多数功能活性是由 VEGF 与 VEGFR-2 结合引起的，通过激活 PI3K，促进 PKB 的活化和内皮型一氧化氮合酶的合成，抑制 caspase-9，促进细胞存活，增加通透性和细胞迁移。VEGFR-2 的强酪氨酸激酶作用和促血管生成活性是其参与血管生成的主要原因，而 VEGFR-1 减弱促血管生成信号。VEGFR-1 通常被认为是一种诱饵受体，控制可用 VEGF 的量，从而负调控 VEGFR-2 信号传导。VEGFR-3 与前面两种受体不同，它向细胞外部分的蛋白水解裂解移动，与 VEGF-C 和 VEGF-D 结合，参与调节淋巴管的生成。

（二）VEGFI 相关的心脏毒性的发病机制

VEGFI 的心脏毒性机制可能源于对 VEGF 直接抑制的靶向效应或抑制其他 TKI 引起的脱靶效应，由其选择性程度和作用方式决定。

1. VEGF 单克隆抗体

VEGF 单克隆抗体作用于胞外结构域，因阻断了 VEGF-VEGFR 信号通路而造成了心血管损伤，表现为动脉高血压、静脉血栓形成及血栓栓塞、左心室功能障碍及心力衰竭等。此外，还涉及 PDGF-PDGFR 信号通路的抑制、腺苷酸活化蛋白激酶（Adenosine 5′-monophosphate-activated protein kinase，AMPK）的改变所致线粒体功能障碍等。VEGFI 诱导活性氧产生，引起氧化应激，减少内皮型一氧化氮合酶的合成，导致血管张力增加和动脉重塑，引发高血压。遗传学研究还阐明 VEGFI 引起的高血压可能与 VEGF 信号传导通路的多态性有关。

（1）贝伐珠单抗（bevacizumab）：是一种人源化 IgG1 型单克隆抗体，第一代 VEGFI。其作用机制主要是通过与循环中可溶性 VEGF-A 特异性结合，且能够识别所有的 VEGF-A 异构体，从而阻断 VEGF 与内皮细胞表面的受体结合，降低 VEGFR 的酪氨酸激酶活性，干扰血管内皮功能，抑制肿瘤新生血管的生成和减少内皮型一氧化氮合酶的产生，降低血管通透性，最终持续抑制肿瘤生长。贝伐珠单抗的心脏毒性是由阻断 VEGF 信号引起的，可塑性受到影响，进而使心肌在缺血缺氧时出现与血管网密度不相适应的肥大，引起病理状态。有研究认为，贝伐珠单抗可导致心肌细胞线粒体功能障碍，内质网应激及细胞外调节蛋白激酶通路抑制，进而引起心脏毒性。

（2）雷莫芦单抗（ramucirumab）：是一种全人源 IgG1 单克隆抗体，靶向 VEGFR−2，可通过抑制配体刺激的 VEGFR−2 活化，阻止血管内皮细胞的增殖和迁移。雷莫芦单抗可引发左心室内径（left ventricular dimension，LVD）异常、心力衰竭、QT 间期延长等，其机制主要包括 PI3K 和 MAPK 通路活化，导致血管收缩和外周血管阻力增加、外周毛细血管密度降低等。

（3）奥拉木单抗（olaratumab）：是一种全人源抗 PDGFR−α 单抗，能够以高亲和力特异性地结合 PDGFR−α，阻止其与配体的结合，从而阻止受体及下游的信号通路的过度激活，发挥抗肿瘤活性。PDGF/PDGFR 靶向作用于肿瘤血管生成 PDGF/PDGFR 信号通路。PDGF 是一种从血小板中分离出来的促血管生成因子，包含四种无活性单体多肽链 A、B、C 和 D，通过二硫键连接形成同源或异源二聚体 AA、BB、CC、DD 和 AB 而活化。PDGFR 是一种广泛分布于多种细胞表面的受体酪氨酸激酶，分为 PDGFR−α 和 PDGFR−β 两种结构相似的亚型。PDGF 的特异性结合使 PDGFR 二聚化，激活受体的酪氨酸激酶活性及下游的信号通路。

2．VEGFR−TKI

VEGFR−TKI 作用于胞内结构域，代表药物包括舒尼替尼、索拉非尼、帕唑替尼、瑞戈非尼、阿帕替尼等。VEGFR−TKI 通过抑制受体酪氨酸激酶活性，特异性阻断 VEGF 介导的信号通路而抑制肿瘤血管的生长。VEGFRI 通过抑制血管生成发挥抗肿瘤作用，此类药物最突出的心血管并发症是血压升高，且短期内缺乏适应机制，可能增加脑卒中或心肌梗死等心血管事件的发生风险。有 80％左右的患者可出现剂量依赖性高血压，停药后血压常可恢复。不同 VEGFRI 延长 QTc 期间的效应差异较大，可能和其对心肌细胞钾通道的直接作用不同有关。多受体 TKI（VEGFRI 和 PDGFRI）可破坏冠状动脉微血管内皮网络的稳定性，降低冠状动脉血流储备，导致血栓形成和动脉缺血事件的发生风险增加。TKI 相关的心力衰竭或无症状的心功能障碍的机制尚无定论。

（1）索拉非尼：索拉非尼是一种多靶点 TKI，可抑制 VEGFR−2 和 VEGFR−3，也可抑制丝氨酸/苏氨酸蛋白激酶、PDGFR−β、c−kit、FMS 样酪氨酸激酶 3（FMS−like tyrosine kinase 3，FLT3）、Raf1 和丝氨酸/苏氨酸蛋白激酶（B-Raf proto-oncogene, serine/threonine kinase，BRAF）等多靶点，具有促进血管内皮细胞生长、新生毛细血管形成，诱导血管增殖等作用。索拉非尼会诱发高血压、QT间期延长、心肌梗死、充血性心力衰竭、心律失常、冠状动脉痉挛等，其引起心脏毒性的机制可能与抑制线粒体功能有关。研究表明，索拉非尼可能通过抑制线粒体复合物、线粒体通透性转换孔的打开和过度激活钙调蛋白依赖激酶，提高线粒体活性氧水平，诱导 Ca^{2+} 稳态失调和 Ca^{2+}/钙调蛋白依赖激酶Ⅱ活性，从而导致心脏损伤。

（2）舒尼替尼：舒尼替尼是小分子多靶点 TKI，可抑制 VEGFR-1、VEGFR-3、PDGFR、FLT3、c-kit、集落刺激因子Ⅰ型受体等。舒尼替尼介导的磷酸化酶激酶的非靶点抑制可能导致各种组织中氧化应激的产生，这种促炎反应级联导致心脏损伤。常见的心血管不良反应包括高血压、无症状 LVEF 下降、心力衰竭、冠状动脉血流储备受损等。舒尼替尼引起的心脏毒性可能与其对心脏 PDGFR 的脱靶效应有关，并抑制了心脏血管生成、诱发线粒体损伤、抑制一氧化氮的生成等。有研究表明舒尼替尼可诱导心肌代谢向糖酵解方向转变，导致代谢紊乱。相关研究表明，舒尼替尼也可能下调 AMPK，增加心肌细胞能量消耗，并启动线粒体凋亡途径，是引起心肌病、心力衰竭的重要机制。AMPK 下调可能是 VEGF-1 的脱靶效应。

七、蛋白酶体抑制剂所致儿童化疗相关肿瘤心脏病的发病机制

泛素-蛋白酶体系统可降解细胞内损坏或错误折叠的多肽，并作为真核细胞组调节器降解调节蛋白，在维持蛋白质内稳态方面起着重要作用。蛋白酶体抑制剂（proteasome inhibitor，PI）通过对泛素-蛋白酶体系统的抑制来发挥抗肿瘤作用，代表药物有硼替佐米、卡非佐米、伊沙佐米，主要用于对包括多发性骨髓瘤、套细胞淋巴瘤在内的血液系统恶性肿瘤的治疗。蛋白酶体在心肌细胞中的活性非常高，心肌细胞特别容易受到蛋白酶体抑制剂的影响。蛋白酶体抑制剂与心力衰竭、心房颤动及 QT 间期延长等心血管事件相关。除直接作用于心肌外，蛋白酶体抑制剂也影响血管内皮细胞的信号通路，导致血管收缩，血管痉挛增加，降低对血管扩张剂的敏感性，从而间接影响心功能。

（一）卡非佐米

卡非佐米是不可逆蛋白酶体抑制剂，可在较短时间内几乎完全抑制心肌细胞蛋白酶体的活性。卡非佐米所致心脏毒性较高，发生率为 6.1%～11.6%，

绝大多数心血管并发症出现在治疗启动之后前 3 个月内，与剂量、输注时间有关。卡非佐米相关的心脏毒性主要表现为急性冠脉综合征、心房颤动、急性心力衰竭、心肌病、心律失常、心肌缺血和心搏骤停等。卡非佐米会在心脏中积聚并导致心肌蛋白酶体强烈抑制。心肌蛋白酶体受到抑制后，不可逆地降低心肌细胞中 20S 蛋白酶体的糜蛋白酶样活性，损伤肌节蛋白清除受阻，泛素化蛋白异常积累，导致泛素化与非泛素化蛋白失衡、线粒体功能障碍、ATP 合成减少等，形成更高阶蛋白质聚集物，产生不溶性包涵体，致使细胞损伤，引起 caspase 介导的细胞凋亡和细胞死亡，最终导致心功能障碍。

卡非佐米也通过抑制 AMPK-α 磷酸化和自噬相关蛋白下调来诱导心脏毒性。

（二）硼替佐米

硼替佐米是 2003 年经美国 FDA 批准的首个应用于多发性骨髓瘤治疗的可逆性蛋白酶体抑制剂。硼替佐米所致心脏毒性的发生率为 2.6%～5.6%，通常与较高的药物累积剂量有关。硼替佐米所致心脏毒性主要包括 LVEF 降低、左心功能障碍、心力衰竭、缺血性心肌病、心搏骤停、心律失常等。硼替佐米可导致血管内皮功能障碍，表现为血管收缩，且对血管扩张剂的反应降低。在心肌细胞和血管平滑肌内皮中，硼替佐米促进蛋白聚集并改变 NF-κB 靶标的转录激活，促进细胞凋亡信号级联，下调自噬水平，改变一氧化氮信号稳态，可能与其心脏毒性相关。

参考文献

[1] WALLACE W H, BLACKLAY A, EISER C, et al. Developing strategies for long term follow up of survivors of childhood cancer [J]. BMJ, 2001, 323 (7307): 271-274.

[2] DANIELA C, ALESSANDRO C, ROSALBA T, et al. Trastuzumab-induced cardiotoxicity: clinical and prognostic implications of troponin Ⅰ evaluation [J]. J Clin Oncol, 2010, 28 (25): 3910-3916.

[3] NATHAN C P, AMIR E, ABDEL-QADIR H. Cardiac Outcomes in survivors of pediatric and adult cancers [J]. Can J Cardiol, 2016, 32 (7): 871-880.

[4] WEI H, RONG X, BIN Z, et al. Clinical manifestations, monitoring, and prognosis: a review of cardiotoxicity after antitumor strategy [J].

Front Cardiovasc Med, 2022, 9: 912329.

[5] XINYU Y, GUOPING L, TAO Y, et al. Possible susceptibility genes for intervention against chemotherapy-induced cardiotoxicity [J]. Oxid Med Cell Longev, 2020, 2020: 4894625.

[6] LIPSHULTZ S, COCHRAN T R, FRANCO V, et al. Treatment-related cardiotoxicity in survivors of childhood cancer [J]. Nat Rev Clin Oncol, 2013, 10 (12): 697-710.

[7] NEBIGIL C, DéSAUBRY L. Updates in anthracycline-mediated cardiotoxicity [J]. Front Pharmacol, 2018, 9: 1262.

[8] KRISCHER J P, EPSTEIN S, CUTHBERTSON D, et al. Clinical cardiotoxicity following anthracycline treatment for childhood cancer: the Pediatric Oncology Group experience [J]. J Clin Oncol, 1997, 15 (4): 1544-1552.

[9] CHANG V Y, WANG J J. Pharmacogenetics of chemotherapy-induced cardiotoxicity [J]. Curr Oncol Rep, 2018, 20 (7): 52.

[10] ANGSUTARARUX P, LUANPITPONG S, ISSARAGRISIL S. Chemotherapy-induced cardiotoxicity: overview of the roles of oxidative stress [J]. Oxid Med Cell Longev, 2015, 2015: 795602.

[11] HAYBAR H, SHAHRABI S, ZAYERI Z D, et al. Strategies to increase cardioprotection through cardioprotective chemokines in chemotherapy-induced cardiotoxicity [J]. Int J Cardiol, 2018, 269: 276-282.

[12] MARINELLO J, DELCURATOLO M, CAPRANICO G. Anthracyclines as topoisomerase II poisons: from early studies to new perspectives [J]. Int J Mol Sci, 2018, 19 (11): 3480.

[13] NIU Y, XIE L. Advances in the evaluation of anthracycline-induced cardiotoxicity in children with malignant tumors [J]. Int J Pediatr, 2018, 45 (8): 640-644.

[14] L'ECUYER T, SANJEEV S, THOMAS R L, et al. DNA damage is an early event in doxorubicin-induced cardiac myocyte death [J]. Am J Physiol Heart Circ Physiol, 2006, 291 (3): H1273-H1280.

[15] HUANG J, WU R-H, CHEN L, et al. Understanding anthracycline cardiotoxicity from mitochondrial aspect [J]. Front Pharmacol, 2022,

13：811406.

[16] ŠTĚRBA M, POPELOVÁ O, VÁVROVÁ A，et al. Oxidative stress，redox signaling，and metal chelation in anthracycline cardiotoxicity and pharmacological cardioprotection [J]. Antioxid Redox Signal，2013，18 (8)：899−929.

[17] SUI Z, XIAOBING L, TASNEEM B，et al. Identification of the molecular basis of doxorubicin−induced cardiotoxicity [J]. Nat Med，2012，18 (11)：1639−1642.

[18] MARTINS−TEIXEIRA M B, CARVALHO I. Antitumour anthracyclines：progress and perspectives [J]. Chem Med Chem，2020，15 (11)：933−948.

[19] TADOKORO T, IKEDA M, IDE T，et al. Mitochondria−dependent ferroptosis plays a pivotal role in doxorubicin cardiotoxicity [J]. JCI Insight，2020，5 (9)：e132747.

[20] WU B, LEUNG K, POON E. Mitochondrial−targeted therapy for doxorubicin − induced cardiotoxicity [J]. Int J Mol Sci，2022，23 (3)：1912.

[21] LIANG X, WANG S, WANG L，et al. Mitophagy inhibitor liensinine suppresses doxorubicin − induced cardiotoxicity through inhibition of Drp1−mediated maladaptive mitochondrial fission [J]. Pharmacol Res，2020，157：104846.

[22] LI Y, LIN R, PENG X，et al. The role of mitochondrial quality control in anthracycline − induced cardiotoxicity：from bench to bedside [J]. Oxid Med Cell Longev，2022，2022：3659278.

[23] KNOWLES D, BURROWS C, BLISCHAK J，et al. Determining the genetic basis of anthracycline−cardiotoxicity by molecular response QTL mapping in induced cardiomyocytes [J]. ELife，2017，7：e33480.

[24] PEREIRA J D, TOSATTI J, SIMÕES R，et al. Mirnas associated with anthracycline−induced cardiotoxicity in women with breast cancer：a systematic review and pathway analysis [J]. Biomed Pharmacother，2020，131：110709.

[25] CATANZARO M P, WEINER A, KAMINARIS A，et al. Doxorubicin − induced cardiomyocyte death is mediated by unchecked

mitochondrial fission and mitophagy [J]. FASEB J, 2019, 33 (11): 11096-11108.

[26] ROCCA C, PASQUA T, CERRA M, et al. cardiac damage in anthracyclines therapy: focus on oxidative stress and inflammation [J]. Antioxid Redox Signal, 2020, 32 (15): 1081-1097.

[27] BRISTOW M, THOMPSON P, MARTIN R P, et al. Early anthracycline cardiotoxicity [J]. Am J Med, 1978, 65 (5): 823-832.

[28] FABIANI I, AIMO A, GRIGORATOS C, et al. Oxidative stress and inflammation: determinants of anthracycline cardiotoxicity and possible therapeutic targets [J]. Heart Fail Rev, 2020, 26 (4): 881-890.

[29] LIPSHULTZ E S, FRANCO I V, MILLER L T, et al. Cardiovascular disease in adult survivors of childhood cancer [J]. Annu Rev Med, 2015, 66 (1): 161-176.

[30] IQUBAL A, IQUBAL M K, SHARMA S, et al. Molecular mechanism involved in cyclophosphamide-induced cardiotoxicity: old drug with a new vision [J]. Life Sci, 2019, 218: 112-131.

[31] LIU W, ZHAI X, WANG W, et al. Aldehyde dehydrogenase 2 activation ameliorates cyclophosphamide-induced acute cardiotoxicity via detoxification of toxic aldehydes and suppression of cardiac cell death [J]. J Mol Cell Cardiol, 2018, 121: 134-144.

[32] EL-AWADY E, MOUSTAFA Y, ABO-ELMATTY D, et al. Cisplatin-induced cardiotoxicity: mechanisms and cardioprotective strategies [J]. Eur J Pharmacol, 2011, 650 (1): 335-341.

[33] CHOWDHURY S, SINHA K, BANERJEE S, et al. Taurine protects cisplatin induced cardiotoxicity by modulating inflammatory and endoplasmic reticulum stress responses [J]. Bio Factors, 2016, 42 (6): 647-664.

[34] DEMKOW U, STELMASZCZYK-EMMEL A. Cardiotoxicity of cisplatin-based chemotherapy in advanced non-small cell lung cancer patients [J]. Respir Physiol Neurobiol, 2013, 187 (1): 64-67.

[35] ARMSTRONG T G, JOSHI M V, NESS K K, et al. Comprehensive echocardiographic detection of treatment-related cardiac dysfunction in adult survivors of childhood cancer [J]. J Am Coll Cardiol, 2015, 65

(23)：2511−2522.

[36] LUIS J Z，PATRIZIO L，DANIEL M R，et al. 2016 ESC Position Paper on cancer treatments and cardiovascular toxicity developed under the auspices of the ESC Committee for practice guidelines：the task force for cancer treatments and cardiovascular toxicity of the European Society of Cardiology（ESC）［J］. Eur Heart J，2016，37（36）：2768−2801.

[37] KAPLAN B，QAZI Y，WELLEN R J. Strategies for the management of adverse events associated with mTOR inhibitors［J］. Transplant Rev (Orlando)，2014，28（3）：126−133.

[38] KEOGH A. Calcineurin inhibitors in heart transplantation［J］. J Heart Lung Transplant，2004，23（5 Suppl）：S202−206.

[39] YOSHIDA Y，KIM S，CHIBA K，et al. Calcineurin inhibitors block dorsal−side signaling that affect late − stage development of the heart，kidney，liver，gut and somitic tissue during Xenopus embryogenesis［J］. Development，2004，131（4）：781−793.

[40] SINAGRA E，PERRICONE G，ROMANO C，et al. Heart failure and anti − tumor necrosis factor − alpha in systemic chronic inflammatory diseases［J］. Eur J Intern Med，2013，24（5）：385−392.

[41] ROLSKI F，BŁYSZCZUK P. Complexity of TNF−α signaling in heart disease［J］. J Clin Med，2020，9（10）：3267.

[42] HUI M C，RISTO K，THOMAS F. Mechanisms of cardiac dysfunction associated with tyrosine kinase inhibitor cancer therapeutics［J］. Circulation，2008，118（1）：84−95.

[43] DENNIS S，WOLFGANG E，NICHOLAS R，et al. Adjuvant trastuzumab in HER2−positive breast cancer［J］. N Engl J Med，2011，365（14）：1273−1283.

第三章　化疗相关肿瘤心脏病的影响因素

一、性别

Krischer 于 1997 年的研究报道为女性性别可作为早发性（诊断后 1 年内）化疗相关肿瘤心脏病的危险因素提供了支持证据（女性与男性的相对危险度为 1.89，95%CI 1.28~2.78，P<0.01）。

Green 等于 2001 年对 14358l 例接受化疗（蒽环类药物）治疗的儿童肿瘤幸存者进行了大型回顾性队列研究，研究发现女性儿童心脏事件（如心力衰竭）风险和心脏相关死亡率明显增高（女性与男性风险比为 1.4，95%CI 1.1~1.9，P=0.018；女性与男性标准化死亡比为 8.9，95%CI 6.6~11.6，P=0.040）。Mulrooney 等于 2009 年对 20483 例接受化疗（蒽环类药物）治疗的儿童肿瘤幸存者进行的研究也有类似的结论。

其他研究指出，青春期可能是性别差异的一个潜在转折点：青春期前，女性的早期和晚期心脏毒性易感性增加；而青春期后，性别差异可能发生变化。然而，由于不同研究纳入的儿童和青少年患者比例、随访时间等因素的差异，关于性别在化疗心脏毒性中作用的结论并不一致。并非所有针对儿童肿瘤长期（超过 1 年）幸存者的研究都发现女性性别是一个危险因素。这些差异可能源于累积剂量、患者分组、每个研究中每个性别的个体数量，或用于定义心脏毒性的不同标准。此外，青春期后女性体内雌激素水平的升高可能减少了化疗相关心脏毒性的性别差异。

在成人肿瘤患者中，大多数临床研究支持女性相对于男性是化疗相关心脏毒性的保护因素。许多临床前研究表明，成年女性的高雌激素水平可能为心脏保护作用提供了机制基础，包括增加线粒体生物发生、防止氧化应激和凋亡、通过稳定心脏肥大细胞减少炎症，以及促进有利的基质重塑。

尽管针对儿童肿瘤患者及幸存者化疗相关心脏毒性的性别差异存在争议，但雌激素作为心脏保护因素，可以为我们在儿童肿瘤患者的临床实践中提供方向和依据。这有助于根据性别优化心血管和肿瘤治疗，制定个性化的心脏保护策略，降低风险，并降低心脏毒性的发生率。

二、年龄

与其他年龄肿瘤患者相比，儿童肿瘤患者可能面临更高的心脏毒性风险。Lipshultz 在 1991 年及 1995 年的研究中，对接受多柔比星化疗的儿童进行了 5~10 年的随访，发现在肿瘤诊断时年龄较小的儿童，其舒张末期左心室后壁显著薄于正常人群，左心室质量降低，其中左心室后壁的薄化被认为是化疗相关心脏毒性的重要预测因素。

Samosir 在 2021 年的一项早期回顾性研究中分析了急性淋巴细胞白血病患者化疗相关心脏毒性的情况，发现年龄大于 4 岁的儿童发生心脏毒性的风险显著高于年龄小于 4 岁的儿童（患病率比为 1.128，95%CI 1.015~1.254，P <0.001）。Getz 的研究则聚焦于 2 岁以下儿童，结果显示这一年龄段的儿童发生心脏毒性的风险显著低于 2~10 岁的儿童（风险比为 0.21，95%CI 0.06~0.69，P<0.05），这可能是因为化疗可以在没有心功能障碍直接征象的情况下引起心肌细胞损伤，但相关症状并非立即显现。

尽管年龄分布对于化疗心脏毒性风险具有一定的指示意义，但这些结果并非绝对确定，需要临床医生结合具体临床情境进行综合分析。

三、剂量

作为常用化疗药物，蒽环类药物也与心脏毒性相关。长期的队列研究表明，蒽环类药物的累积剂量增加与左心室收缩力降低有关，表明心肌受到了损伤。特别是当蒽环类药物的累积剂量超过 500mg/m² 时，与显著增加的长期风险相关。

在儿童肿瘤患者中，接受含有较多蒽环类药物化疗方案的高风险组患儿，其风险显著高于标准风险组（患病率比为 1.135，95%CI 1.016~1.269，P<0.001）。此外，当柔红霉素累积剂量超过 120mg/m² 时，风险更高（患病率比为 1.161，95%CI 1.019~1.324，P=0.001）。

Lipshultz 在 2012 年的前瞻性研究中发现，无论使用何种剂量的多柔比星治疗，患儿在 11.8 年后心脏结构和功能的异常都是持续性和进展性的。这表明即使接受了低累积剂量蒽环类药物治疗的儿童肿瘤幸存者，在治疗后数年仍有慢性心脏毒性的发生风险，没有绝对安全剂量的蒽环类药物可以使长期幸存者免受心血管异常风险。

四、化疗药物种类

（一）蒽环类药物

蒽环类药物是治疗血液恶性肿瘤和实体瘤的常用化疗药物之一，极大地改善了白血病和肉瘤等肿瘤患者的预后。最常见的 4 种蒽环类药物是多柔比星、柔红霉素、表柔比星和去甲氧柔比星。其中多柔比星、柔红霉素最早应用于临床。但这些药物在抗肿瘤治疗的同时，也带来了不可避免的心脏毒性。

早期或急性心脏毒性多表现为心律失常、心肌炎、心包炎或急性左心衰竭，大多是可逆的，也有部分进展为晚期心脏毒性。多柔比星诱导的急性心脏毒性通常发生在给药后 2~3 天，发生率约为 11%，在老年人中更常见，可能是由于他们存在潜在的心脏病，也见于单次大剂量使用多柔比星的患者。晚期或慢性心脏毒性多表现为迟发性心律失常和心室功能障碍，与多柔比星的累积剂量有关。

目前关于蒽环类药物相关心脏毒性的发病机制，有铁和自由基学说（蒽环类药物导致内源性抗氧化剂的耗竭而诱导氧化应激）、代谢假说（蒽环类代谢物干扰心肌能量代谢途径和细胞内钙离子浓度）、统一假说（蒽环类代谢物引起心肌纤维中钙离子浓度增加，从而损害心肌）、凋亡假说（促凋亡标志物上调）。

多柔比星相关心脏毒性主要与心肌细胞线粒体中的氧化还原循环、拓扑异构酶抑制和氧化应激有关。多柔比星与拓扑异构酶的高亲和性促进了 DNA 损伤，同时通过刺激促氧化剂的产生、抑制抗氧化酶活性来诱导细胞毒性，破坏铁代谢途径的倾向会加速铁超负荷并诱导心脏铁死亡。前述机制可导致心肌细胞凋亡加速，而心肌细胞凋亡驱动可引起过度刺激的自噬反应，形成恶性循环。此外，促炎细胞因子、炎症细胞浸润可导致左心室功能障碍。

（二）非蒽环类药物

1. 烷化剂

高剂量的环磷酰胺可引起心脏结构性损伤，甚至是永久性损伤，后者发展为急性心肌心包炎，可引起心脏压塞和心律失常，同时心力衰竭的发生风险也增加 7％~28％。环磷酰胺相关心脏毒性的确切机制尚不清楚，可能与其直接损伤内皮产生的毒性代谢物外渗，损害心肌细胞，导致间质出血和水肿有关；诱导氧化应激损害细胞呼吸作用，并损害心肌细胞的线粒体内膜；环磷酰胺可转化为不饱和醛丙烯醛，后者作为有毒的反应性代谢物可诱导广泛的蛋白质修饰和心肌损伤。

异环磷酰胺与环磷酰胺相似，大剂量异环磷酰胺可能通过类似的机制诱导心脏毒性，并与严重但可逆的心肌抑制和恶性心律失常有关。

2. 铂类

顺铂作为一种化疗药物，其心脏毒性可能表现为急性或长期累积效应，包括心电图异常、心绞痛、急性心肌梗死、高血压与低血压、心律失常、心肌炎、心肌病和充血性心力衰竭。这种心脏毒性可能由顺铂对心肌细胞的直接损害或诱导活性氧的产生引起，进而引发氧化应激和促血栓形成状态。临床前研究表明，顺铂可导致线粒体和核 DNA 严重受损，引发线粒体超微结构异常，导致左心室功能障碍和心肌细胞收缩能力下降。此外，顺铂还能诱导血小板活化和聚集，进而改变内皮细胞的完整性。长期随访研究发现，接受顺铂治疗的患者心肌梗死的发生风险增加，治疗后长达 20 年仍可在血浆中检测到顺铂，可能导致内皮细胞累积性功能障碍，最终从血管壁分离。

3. 抗代谢类

氟嘧啶类药物是化疗后心脏毒性的第二大常见原因，其中 5－氟尿嘧啶常常引起心绞痛样胸痛。Claire 汇总了近 20 年的研究报道，发现 5－氟尿嘧啶和卡培他滨相关心脏毒性总发生率为 0.55％~19％（平均值为 5.0％，中位数为 3.85％）。此外，有研究显示，5－氟尿嘧啶化疗后心脏毒性发生率为 1％~68％，但在使用 5－氟尿嘧啶期间心脏毒性发生率则在 1.2％~4.3％。而在一项前瞻性研究中，卡培他滨化疗后心脏毒性发生率为 5.5％。

尽管目前尚不完全清楚 5－氟尿嘧啶和卡培他滨引起的化疗后心脏毒性的具体机制，但已有研究提出冠状动脉血栓形成、动脉炎和血管痉挛可能是其潜在的机制。胸苷磷酸化酶是将卡培他滨转化为 5－氟尿嘧啶及其活性代谢物的关键酶，该酶在动脉粥样硬化和心肌梗死时表达增加，是一种血管生成因子。此外，药物的毒性作用可能通过内皮损伤发挥作用，内皮素 1 水平的升高可能导致血管痉挛和缺血。

4. 抗生素类

（1）米托蒽醌：米托蒽醌可诱导剂量依赖性、不可逆性心脏毒性，在药物累积剂量达 160mg/m² 后，风险也随之显著增加。米托蒽醌可能诱发心律失常、慢性心力衰竭，以及在不引起 LVEF 下降的情况下导致持续性舒张功能障碍。米托蒽醌相关心脏毒性的机制尚不完全清楚，可能是通过与细胞铁代谢的相互作用在心肌细胞中形成活性氧，从而导致组织损伤。Rossato 在动物实验中发现米托蒽醌相关心脏毒性中线粒体病的作用。此外，经米托蒽醌处理的线粒体膜电位和细胞内 ATP 和钙的水平发生了变化，提示能量代谢的破坏可能是米托蒽醌诱导的细胞损伤的关键因素。

（2）博来霉素：博来霉素相关心脏毒性常与心包炎和冠状动脉疾病有关。急性心包炎可能是博来霉素治疗期间常见的全身性皮肤黏膜毒性的一部分。缺血性心肌病可能是由博来霉素对内皮细胞的毒性和炎症作用引起的。最终，这种化疗诱导的细胞活化会发展为内皮功能障碍、加速动脉粥样硬化，进而导致心血管疾病。

5. 抗微管剂

在接受紫杉醇治疗的患者中，有 5% 观察到房室传导阻滞、左束支传导阻滞、室性心动过速和缺血性心脏事件，而无症状的心动过缓发生在不同比例的患者中（从不足 0.1% 到 31%）。在临床使用的所有抗微管剂中，紫杉醇被认为可诱导组胺的释放，释放的组胺反过来会刺激其特定的心脏受体并增加心肌的需氧量，并可能导致冠状动脉血管收缩和变时性后果。

五、心血管危险因素及治疗前心功能

肥胖、糖尿病、血脂异常和高血压等多重因素常常共存，无论是非肿瘤患者还是肿瘤患者，这些因素都是心血管疾病的重要危险因素。它们参与了靶器官损害的病理生理过程，促进了动脉粥样硬化性心血管疾病（atherosclerotic cardiovascular disease，ASCVD）的发生和发展。研究表明，在开始蒽环类药物治疗前，92.9% 的患者已合并有心血管危险因素，其中 35.3% 属于高危患者。这表明血液系统肿瘤患者常常同时伴有心血管疾病的危险因素，如果能够及时干预这些因素，可能降低使用蒽环类药物后心血管事件的发生风险。

随着化疗、靶向治疗和免疫治疗在肿瘤患者中的广泛应用，患者的生存期显著延长。然而，远期心血管疾病发生率也明显升高。这可能是由于并存的心血管疾病危险因素、肿瘤治疗的心脏毒性，以及肿瘤诱发的促炎和高凝状态的共同作用，增加了肿瘤患者发生心血管疾病的风险。同时，抗肿瘤治疗也增加了长期生存患者代谢综合征的发生风险。

与非肿瘤患者相比，生存期超过 5 年的肿瘤患者心血管疾病死亡率增加 1.3～3.6 倍，心血管疾病危险因素（如高血压、糖尿病和血脂异常）的发生率增加 1.7～18.5 倍。这进一步增加了肿瘤长期幸存者心血管疾病的发生风险。

对于儿童肿瘤患者，随着生存期的延长，人们开始更加关注他们的远期生存状况。除了第二原发癌，文献中报道最多的是儿童肿瘤患者的代谢状态及其影响因素。由于代谢综合征与心血管疾病的发病率和死亡率密切相关，它已成为威胁儿童肿瘤患者长期生存的主要问题之一。与健康对照组相比，儿童肿瘤长期幸存者发生代谢异常的风险显著增加。这些儿童肿瘤长期幸存者往往有较高的体重和脂肪量，这主要与内分泌功能失调、患病后综合征、生活习惯改变、能量吸收障碍和睡眠障碍等因素有关。

（一）肥胖

肥胖是心血管疾病的危险因素，容易导致高血压、糖尿病、血脂异常等代谢相关性疾病，增加缺血性心脏病、心力衰竭等心血管疾病的发病率和死亡率，且可能与慢性炎症的发生具有密切关系。与此同时，肥胖可以导致高胰岛素血症和胰岛素抵抗，并逐步发展为糖尿病前期乃至糖尿病，导致前炎症状态、前血栓状态及高血压前期，从而造成心血管损害。

过去认为肥胖引起代谢综合征是成人特有的，然而进一步研究发现，这些异常多开始于儿童期。我国将 BMI>20kg/m² 的儿童诊断为肥胖。

内皮素（endothelin，ET）水平增高是由于血管内皮损伤或受刺激后产生、释放内皮素增加。内皮素水平增高在一定程度上反映了血管内皮细胞损伤程度。单纯性肥胖儿童存在血管内皮素水平增高，同时伴有高血压、肥胖或糖尿病的儿童血浆内皮素水平增高，并与 BMI、血脂和收缩压相关，提示肥胖儿童已存在血管内皮损伤。

一氧化氮的减少可引起内皮功能障碍。肥胖程度越重、胰岛素抵抗越明显，内皮一氧化氮分泌越受损。

大量研究表明，冠状动脉粥样硬化性心脏病（冠心病）虽在中年以后起病，但其粥样硬化病灶却在儿童早期即存在。心血管疾病的一些危险因素在儿童期即可存在并且能加剧儿童动脉粥样硬化的发生发展过程。已有证据表明，冠心病的发病中有若干危险因素起重要作用，包括血脂异常、高血压、吸烟和糖尿病等。研究表明，30％儿童期肥胖将发展为成人期肥胖，而且其心血管疾病的患病率和病死率明显高于成人期发生的肥胖者。另外一项研究对 504 例肥胖及超重儿童进行随访研究，发现青春期前及青春期超重与青春期后及成人期按身高计算的平均体重相关。超重儿童中有 20％～60％（平均 35％）在成人期发生肥胖。因此幼年肥胖儿童如果未进行及时的生活方式干预，有可能会引起早发心血管疾病，或存在发展为成人期肥胖的高风险，故对于肥胖儿童的生活方式干预越早越好，对于肿瘤合并肥胖的儿童尤其如此。

（二）糖代谢异常

心血管疾病的风险已不再局限于糖尿病，而是延伸到了糖尿病前期阶段。餐后 2 小时血糖值已成为大家关注的问题，认为其是心血管疾病直接和独立的危险因素。在发展成为糖尿病之前的糖耐量减低（impaired glucose tolerance，IGT），亦可增加心血管疾病的风险。通过空腹血糖、口服葡萄糖耐量试验（oral glucose tolerance test，OGTT）或糖化血红蛋白检测出的非糖尿病性高血糖，对心血管疾病来说是一个渐进的危险因素。

基于上述原因，推荐按照美国糖尿病学会（American Diabetes Association，ADA）于 2010 年提出的糖尿病前期诊断标准对所有肥胖儿童进行临床评估。具体诊断标准：糖化血红蛋白 5.7％～6.5％、空腹血浆葡萄糖 5.6～6.9mmol/L（1.00～1.25g/L）、OGTT 2 小时血浆葡萄糖 7.8～11.0mmol/L（1.40～1.99g/L）。这些标准不仅可作为糖代谢异常的指标，也应视为肥胖儿童心血管疾病风险干预的阈值。儿童肿瘤长期幸存者在抗肿瘤治疗后常合并胰岛素抵抗、糖代谢异常，包括高胰岛素血症、糖耐量减低和 2 型糖尿病。

糖代谢异常与心血管损害之间有较为明确的因果关系。内皮细胞与血管平滑肌细胞是血管的主要成分，糖酵解是内皮细胞的主要能量来源，其中绝大多数 ATP 是通过糖酵解将葡萄糖转化为乳酸生成的，这种低氧耗代谢模式增强了氧向血管周围细胞的扩散，胰岛素可刺激血管内皮细胞中一氧化氮的生成从而舒张血管。然而，高血糖和胰岛素抵抗时，一氧化氮生成和生物利用度降低，引起内皮舒张功能障碍。葡萄糖氧化代谢是动脉平滑肌收缩过程的能量来源，部分 ATP 供应来自葡萄糖有氧代谢，葡萄糖通过糖酵解生成乳酸，糖酵解和乳酸形成提供了 Na－K－ATP 酶所需的 ATP。此外，胰岛素还参与血管平滑肌细胞增殖、动脉粥样硬化等病理生理过程。

心肌细胞主要以有氧代谢供能为主，游离脂肪酸氧化是心肌能量的主要来源，葡萄糖氧化供能占比不大，其余是由乳酸氧化提供。心脏脂肪酸摄取的速率主要由游离脂肪酸浓度决定。血糖降低时，空腹胰岛素水平相对较低，血浆游离脂肪酸浓度升高，心脏脂肪酸摄取和氧化增加。而高血糖和高胰岛素血症时，胰岛素可促进心脏摄取葡萄糖而抑制游离脂肪酸摄取，此时糖类成为主要供能物质。心脏葡萄糖和脂肪酸代谢失衡是造成心脏能量代谢障碍及促进心力衰竭的重要原因。

因此，对于儿童肿瘤患者，尤其是合并肥胖的儿童肿瘤患者，密切监测糖代谢情况，及时干预，可以降低远期心脏毒性的发生风险。

（三）高血压

高血压是抗肿瘤治疗最常见的心血管毒性，也是心力衰竭、脑卒中、心肌梗死、心律失常及肾病等多种疾病的主要危险因素。一个在相对年轻的肿瘤幸存者群体中开展的研究证明，获得性的心血管危险因素，特别是高血压，增加了严重、危及生命和致命的（3～5级）心脏毒性的风险，而这与肿瘤治疗相关风险无关。对高危、高龄肿瘤幸存者的高血压、糖尿病、血脂异常和肥胖进行早期诊断和适当管理，可显著降低早发心脏病的发生风险。

Moser 等针对 476 例诊断为非霍奇金淋巴瘤并接受蒽环类药物化疗的成人（平均年龄 49 岁）患者的研究，发现先前存在的高血压增加了心血管疾病的风险。而高血压在肿瘤患者和肿瘤幸存者中的患病率高于普通人群，进一步增加了肿瘤患者心血管疾病的发生风险。有研究发现，在儿童肿瘤幸存者中，50岁时高血压患病率超过 70％。另一项纳入超 17000 例肿瘤患者的前瞻性队列研究报道高血压患病率为 38％。

肿瘤并发高血压可能是由于二者存在共同的危险因素和病理生理机制，包括吸烟、糖尿病、慢性肾病、缺乏运动、肥胖、氧化应激和炎症等。常用传统化疗药物、靶向治疗、内分泌治疗、蛋白酶体抑制剂和放疗等多种抗肿瘤治疗方法与高血压的发生发展密切相关。

铂类药物中铂分子被 DNA 吸收后可导致细胞死亡，进而发挥抗肿瘤作用。铂类药物导致的高血压往往发生较晚，可能在结束抗肿瘤治疗多年后出现。

烷化剂如白消安、异环磷酰胺和环磷酰胺，用于治疗血液系统肿瘤和实体瘤。在接受白消安治疗的成人和儿童患者中，高血压发生率分别达 36％和

58％。一项儿童肿瘤生存研究显示，异环磷酰胺治疗后 5 年的高血压患病率为15％。直接血管毒性和肾毒性可能是烷化剂导致高血压的原因。

VEGFI 与高血压的发展与恶化密切相关。

目前以硼替佐米、卡非佐米和伊沙佐米为代表的蛋白酶体抑制剂，已成为治疗多发性骨髓瘤的一线治疗药物。蛋白酶体抑制剂可使活性氧产生增加，抑制抗氧化途径，还可结合 20S 蛋白酶体核心亚基，从而抑制其催化活性，导致聚集的蛋白质在细胞内积累，造成内皮功能障碍和生物利用度降低，进而导致高血压。

选择性雌激素受体调节剂和芳香酶抑制剂等内分泌治疗是激素受体阳性、人表皮生长因子受体 2 阴性晚期乳腺癌患者的基础治疗药物。对于乳腺癌患者而言，选择性雌激素受体调节剂和芳香酶抑制剂可能通过对心脏的雌二醇样作用引起心脏毒性，如获得性长 QT 综合征和尖端扭转型室性心动过速等，也有研究报道其可以引起不同程度的高血压。

2023 年发表的美国心脏协会抗肿瘤治疗相关高血压的科学声明指出，高血压是 BRAF/MEK 抑制剂最常见的心血管不良反应。

与普通人群相比，肿瘤患者高血压发生风险更高，多种抗肿瘤治疗可导致高血压，可能导致心血管疾病和死亡风险增加。与此同时，在开始抗肿瘤治疗之前，合并高血压将进一步增加心血管疾病的发生风险。因此，需提高肿瘤背景下对高血压的重视程度。正确的血压监测方式和设备有助于获得准确的血压测量值，以做出治疗决策。早期、及时的降压治疗或能避免抗肿瘤治疗被迫中断或终止。

（四）血脂异常

血脂异常是 ASCVD 如冠心病、脑梗死等主要的致病性危险因素。血脂异常，如血浆总胆固醇（total cholesterol，TC）、低密度脂蛋白胆固醇（low－density lipoprotein cholesterol，LDL－C）、甘油三酯（triglyceride，TG）、载脂蛋白 B（apolipoprotein B，ApoB）及载脂蛋白 CW（apolipoprotein CW，ApoCW）水平增高，高密度脂蛋白胆固醇（high－density lipoprotein cholesterol，HDL－C）水平降低，与内皮功能障碍关系密切。

大量研究证实，内皮功能障碍与多种心血管疾病的发生发展密切相关，包括动脉粥样硬化、冠心病、高血压等。目前认为，内皮功能障碍不仅是动脉粥样硬化的早期病理改变，也是动脉粥样硬化的始动因素，可作为心血管疾病的独立预测因子。LDL－C 是 ASCVD 的致病性危险因素。但近年研究发现，即使 LDL-C 降低到理想水平，动脉粥样硬化的病变仍在进展。新近研究还提示，其他含有 ApoB 的脂蛋白，包括富含甘油三酯的脂蛋白（triglyceride-rich lipoprotein，TRL）及其残粒，以及脂蛋白（a）［lipoprotein（a），Lp（a）］，也参与 ASCVD 的病理生理过程。而 non-HDL-C 包含了致动脉粥样硬化的所有血脂因素，是心血管事件预测更为有效的指标。

2012 年发布的《中国儿童青少年代谢综合征定义和防治建议》将 non-HDL-C≥3.76mmol/L 纳入儿童青少年血脂异常的诊断标准。

儿童血脂水平近年来呈升高趋势。一项针对北京儿童代谢综合征的调查显示，2014 年 6~18 岁儿童的血清 TC、LDL-C 和 non-HDL-C 平均水平分别为 4.3 mmol/L、2.4 mmol/L 和 2.8mmol/L，较 10 年前明显上升。我国儿童和青少年的高胆固醇血症患病率近年来明显升高。2012 年，针对全国 7 个省、自治区、直辖市 6~17 岁儿童和青少年的调查显示，5.4% 的儿童有高胆固醇血症（TC>5.2mmol/L），较 10 年前升高约 1.5 倍，儿童中高 TG 和低 HDL-C 血症则更为常见。与此同时，研究显示儿童肿瘤长期幸存者有较高的血糖、TC、TG、LDL-C 水平及较低的 HDL-C 水平，增加了心血管疾病的发生风险。

对于儿童肿瘤患者，不论是治疗前合并血脂异常，还是抗肿瘤治疗后出现的血脂异常，均会增高心血管疾病的发生风险。因此，对儿童肿瘤患者应建立长期随访计划，定期测量血糖、血脂、胰岛素等指标，进行必要的饮食与运动指导。

（五）治疗前合并心血管疾病

在抗肿瘤治疗中，若患者在接受治疗前已存在心血管疾病，将增加心血管事件的发生风险。ESC 发布了《2016 ESC 肿瘤治疗与心血管毒性立场声明》，美国临床肿瘤学会（American Society of Clinical Oncology，ASCO）发布了《成人肿瘤幸存者心功能障碍的预防和监测：美国临床肿瘤学会临床实践指南概要》。这两份指南均提供了判断传统化疗药物治疗相关心血管毒性高危人群的标准，包括但不限于以下情况：存在两个或更多心血管危险因素（如吸烟、高血压、糖尿病和血脂异常）或治疗前已诊断出心血管疾病；有心肌缺血相关疾病史，包括心肌梗死、心导管检查异常、运动/灌注负荷试验结果异常，或有与心绞痛相符的体征/症状史；已知左心室功能障碍（如 LVEF 为 50%~55%）；已知脑血管病（如短暂性脑缺血发作或脑血管闭塞/出血病史）；已知周围血管疾病（如跛行史及任何介入治疗史，包括动脉搭桥或支架置入及移植物手术史）；基线心电图异常，可能提示缺血、心室肥厚或心律失常或传导异常。此外，还包括肿瘤特定的不良心脏事件风险史，如先前或当前暴露于蒽环类药物或胸部辐射，心脏位于照射野内。基线 QT 间期延长、有 QT 间期延长的遗传倾向，或已知延长 QT 间期的伴随药物治疗、电解质紊乱等情况。

六、易感基因

在化疗和靶向治疗开始前，进行心血管事件的风险评估已经得到广大医生的认同，肿瘤患者心脏毒性的遗传易感性得到了广泛关注。目前，对心脏毒性易感基因的研究重点为单核苷酸多态性（single-nucleotide polymorphisms，SNP），研究范围多局限在蒽环类药物和曲妥珠单抗，大多数研究的观察对象为儿童肿瘤患者。

第 1 个得到广泛重视的基因多态性位点为羰基还原酶 3（carbonyl reductases 3，*CBR*3）的 V244M 位点。有研究显示，*CBR*3 GG 基因表型的患者在低蒽环类药物累积剂量为 $1\sim250mg/m^2$ 时，心脏毒性风险即开始增高，而当药物累积剂量超过 $250mg/m^2$ 时，不同基因表型的患者心脏毒性风险趋于接近。这说明低蒽环类药物累积剂量的心脏毒性和基因表型相关，高蒽环类药物累积剂量的心脏毒性则与剂量依赖性相关。此研究解答了为什么有少数患者在第 1 次输注蒽环类药物时就会出现严重的心血管事件，也为蒽环类药物心脏毒性的预防起到了重要的作用。

目前，已发现的蒽环类药物的基因多态性位点集中在药物转运、抗氧化、药物代谢、烟酰胺腺嘌呤二核苷酸磷酸氧化酶多酶复合物、DNA 修复、铁代谢、肌节的结构和功能、拓扑异构酶 II β 的表达、心肌细胞凋亡、心脏自噬等，以及功能不明的基因间区。其中关于蒽环类药物的转运研究最深入，主要涉及 ATP 结合盒转运体（ATP-binding cassette transporters，ABC）超家族和溶脂载体（solute carrier，SLC）超家族。在 ABC 超家族的 *ABCB*1、*ABCB*4、*ABCC*1、*ABCC*2、*ABCC*5 和 SLC 超家族的 *SLC*28A3 等众多基因中发现与蒽环类药物相关心脏毒性有关联的位点已有 20 余个。此外，视黄酸受体 γ 基因的 rs2229774、一氧化氮合酶 3 的 rs1799983 和葡糖醛酸转移酶家族 1A 亚型 6 的 rs17863783，以及基因间区的 rs28714259 位点均与蒽环类药物相关心脏毒性有关。

曲妥珠单抗相关心脏毒性的基因多态性位点则集中在 *HER*-2 基因。有研究显示，Pro1170 Ala（rs1058808）和 Ile655Val（rs1136201）与曲妥珠单抗的心脏毒性有关，这也为曲妥珠单抗心脏毒性的监测和预防提供了新的方向。

目前，尚无免疫抑制剂相关心脏毒性易感基因的报道。此外，肌联蛋白截短变异（truncating variants in titin，TTNtv）与肿瘤治疗所致心肌病（cancer therapy-induced cardiomyopathy，CCM）关系密切。携带 TTNtv 的成年 CCM 患者，心力衰竭、心房颤动和心肌受损发生率明显升高。

七、其他治疗相关因素

（一）心脏区域高剂量放疗史（≥30Gy）

放疗可能直接损害心脏瓣膜，引起瓣膜回缩和晚期钙化，通常表现为二尖瓣狭窄和关闭不全、主动脉瓣狭窄和关闭不全。放疗诱发的心脏病通常属于晚期并发症，一般在放疗后 10~20 年出现，可能表现为心包炎、心肌病、心脏瓣膜病、传导异常和冠状动脉狭窄等，尤其在接受放疗的儿童肿瘤患者中更为明显。研究表明，使用 20~30Gy 照射剂量，心脏瓣膜病发生率增加 1.4 倍，而当照射剂量超过 30Gy 时，心脏瓣膜病风险显著增加。具体来说，照射剂量分别为≤30Gy、31~35Gy、36~40Gy 和>40Gy 时，心脏瓣膜病发生率分别增加 1.4、3.1、5.4 和 11.8 倍。

放射性心脏损伤可以分为心包病变（如急性心包炎、心包渗出及心包缩窄）、心肌病变（如高剂量放疗的全心炎、放化疗后的心肌病）、冠状动脉病变，以及瓣膜病和传导异常。心脏受照射后，心包最容易发生损伤，因此心包炎是最常见的症状。放射性心脏损害最重要的一个改变是纤维化形成，纤维化形成的主要原因是微循环障碍导致局部缺血；纤维蛋白溶酶原活性降低，造成纤维蛋白渗出增多。长期存在的纤维蛋白会导致成纤维细胞侵入，最终这些细胞会被胶原纤维取代。

放射相关的心脏毒性损伤可分为急性期、潜伏期和晚期。急性期在放疗后 6~48 小时内可见白细胞浸润；潜伏期在放疗后 2~47 天内，显微镜下改变不明显，但在电镜下可见毛细血管内皮细胞出现不规则突起或形成大疱，毛细血管被破坏，血小板形成血栓，内腔明显狭窄甚至闭塞，20 天后毛细血管数目明显减少，供应心肌的血流减少；晚期在放疗 70 天后，心肌细胞间胶原纤维明显增加，心肌及心包出现明显纤维化，心包可增厚为正常人的 10 倍。

放射性心脏损伤的危险因素包括年轻时接受放疗、大剂量分割方案（提高每次放疗剂量同时减少次数的放疗）或高剂量放疗方案（每次放疗剂量高于常规 200cGy）、心脏受照射的体积大、合并应用心脏毒性药物、合并动脉粥样硬化等危险因素。其中心脏的照射剂量、照射体积和放疗技术是直接的相关因素。

（二）低蒽环类药物累积剂量合并心脏区域放疗

低累积剂量的蒽环类药物也能引起心脏毒性，且毒性与蒽环类药物累积剂量成正相关关系。Oeffinger 等研究发现，与对照组相比，进行蒽环类药物和（或）纵隔放疗的儿童肿瘤幸存者，心力衰竭的终生风险增加了 15 倍。Aleman 等对 1474 例霍奇金淋巴瘤幸存者进行了平均 18.7 年的随访，发现治疗后各种心血管疾病的发生风险均显著增加，且持续时间较长，纵隔放疗和蒽环类药物化疗后 25 年累积心力衰竭和心肌病的发生率为 7.9％。

（三）蒽环类药物联合靶向治疗、抗微管剂或烷化剂

对于人表皮生长因子受体－2（human epidermal growth factor receptor－2，HER2）阳性的乳腺癌患者，含曲妥珠单抗的治疗方案与心脏毒性相关。低蒽环类药物累积剂量联合或续贯靶向治疗（如曲妥珠单抗）时，心脏毒性的风险最高，多达 25％的患者出现 LVEF 显著下降，0.8％～4.0％的患者出现症状性心力衰竭。尽管普遍认为与曲妥珠单抗相关的心脏毒性是可逆的，但中断治疗后，左心室收缩功能并不总能完全恢复，这可能归因于蒽环类药物和曲妥珠单抗序贯治疗引起的协同心脏损害。

抗微管剂通过作用于微管蛋白来阻止微管聚合，从而影响有丝分裂。常见的抗微管剂包括紫杉醇、长春碱类，可引起窦性心动过缓、房室传导阻滞、室性心动过速、低血压、充血性心力衰竭和心肌缺血。烷化剂，特别是环磷酰胺，也是一种常用的抗肿瘤药物。环磷酰胺的心脏毒性已被广泛报道，通常发生在给药的最初几周内，表现为急性失代偿性心力衰竭和肺水肿。研究发现，烷化剂或抗微管剂与蒽环类药物联用，均会进一步增加心脏毒性。

参考文献

[1] KRISCHER J P, EPSTEIN S, CUTHBERTSON D D, et al. Clinical cardiotoxicity following anthracycline treatment for childhood cancer: the Pediatric Oncology Group experience [J]. J Clin Oncol, 1997, 15 (4): 1544－1552.

［2］ GREEN D M, GRIGORIEV Y A, NAN B, et al. Congestive heart failure after treatment for Wilms' tumor: a report from the National Wilms' Tumor Study Group ［J］. J Clin Oncol, 2001, 19 (7): 1926－1934.

［3］ MULROONEY D A, YEAZEL M W, KAWASHIMA T, et al. Cardiac outcomes in a cohort of adult survivors of childhood and adolescent cancer: retrospective analysis of the Childhood Cancer Survivor Study cohort ［J］. BMJ, 2009, 339: b4606.

［4］ CADEDDU－DESSALVI C, PEPE A, PENNA C, et al. Sex differences in anthracycline－induced cardiotoxicity: the benefits of estrogens ［J］. Heart Fail Rev, 2019, 24 (6): 915－925.

［5］ LIPSHULTZ S E, LIPSITZ S R, MONE S M, et al. Female sex and higher drug dose as risk factors for late cardiotoxic effects of doxorubicin therapy for childhood cancer ［J］. N Engl J Med, 1995, 332 (26): 1738－1743.

［6］ VAN DER PAL H J, VAN DALEN E C, HAUPTMANN M, et al. Cardiac function in 5－year survivors of childhood cancer: a long－term follow－up study ［J］. Arch Intern Med, 2010, 170 (14): 1247－1255.

［7］ LEERINK J M, DE BAAT E C, FEIJEN E A M, et al. Cardiac disease in childhood cancer survivors: risk prediction, prevention, and surveillance: JACC CardioOncology state－of－the－art review ［J］. JACC CardioOncol, 2020, 2 (3): 363－378.

［8］ BELGER C, ABRAHAMS C, IMAMDIN A, et al. Doxorubicin－induced cardiotoxicity and risk factors ［J］. Int J Cardiol Heart Vasc, 2024, 50: 101332.

［9］ MYREHAUG S, PINTILIE M, YUN L, et al. A population－based study of cardiac morbidity among Hodgkin lymphoma patients with preexisting heart disease ［J］. Blood, 2010, 116 (13): 2237－2240.

［10］ HEQUET O, LE Q H, MOULLET I, et al. Subclinical late cardiomyopathy after doxorubicin therapy for lymphoma in adults ［J］. J Clin Oncol, 2004, 22 (10): 1864－1871.

［11］ GONZALEZ Y, POKRZYWINSKI K L, ROSEN E T, et al. Reproductive hormone levels and differential mitochondria － related oxidative gene expression as potential mechanisms for gender differences in cardiosensitivity to doxorubicin in tumor－bearing spontaneously hypertensive rats [J]. Cancer Chemother Pharmacol, 2015, 76 (3): 447－459.

[12] MOULIN M, SOLGADI A, VEKSLER V, et al. Sex－specific cardiac cardiolipin remodelling after doxorubicin treatment [J]. Biol Sex Differ, 2015, 6: 20.

[13] MOULIN M, PIQUEREAU J, MATEO P, et al. Sexual dimorphism of doxorubicin－mediated cardiotoxicity: potential role of energy metabolism remodeling [J]. Circ Heart Fail, 2015, 8 (1): 98－108.

[14] ZORDOKY B N, RADIN M J, HELLER L, et al. The interplay between genetic background and sexual dimorphism of doxorubicin－induced cardiotoxicity [J]. Cardiooncology, 2016, 2: 4.

[15] JENKINS G R, LEE T, MOLAND C L , et al. Sex－related differential susceptibility to doxorubicin－induced cardiotoxicity in B6C3F1 mice [J]. Toxicol Appl Pharmacol, 2016, 310: 159－174.

[16] MAHMOODZADEH S, DWORATZEK E, FRITSCHKA S, et al. 17beta－Estradiol inhibits matrix metalloproteinase－2 transcription via MAP kinase in fibroblasts [J]. Cardiovasc Res, 2010, 85 (4): 719－728.

[17] WILCOX N S, ROTZ S J, MULLEN M, et al. Sex－specific cardiovascular risks of cancer and its therapies [J]. Circ Res, 2022, 130 (4): 632－651.

[18] LIPSHULTZ S E, COLAN S D, GELBER R D, et al. Late cardiac effects of doxorubicin therapy for acute lymphoblastic leukemia in childhood [J]. N Engl J Med, 1991, 324 (12): 808－815.

[19] LIPSHULTZ S E, LIPSITZ S R, MONE S M, et al. Female sex and higher drug dose as risk factors for late cardiotoxic effects of doxorubicin therapy for childhood cancer [J]. N Engl J Med, 1995, 332 (26): 1738－1743.

[20] SAMOSIR S M, UTAMAYASA I K A, ANDARSINI M R, et al. Risk factors of daunorubicine induced early cardiotoxicity in childhood acute lymphoblastic leukemia: a retrospective study [J]. Asian Pac J Cancer Prev, 2021, 22 (5): 1407－1412.

[21] GETZ K D, SUNG L, KY B, et al. Occurrence of treatment-related cardiotoxicity and its impact on outcomes among children treated in the AAML0531 Clinical Trial: a report from the Children's Oncology Group [J]. J Clin Oncol, 2019, 37 (1): 12-21.

[22] LIPSHULTZ S E, LIPSITZ S R, SALLAN S E, et al. Chronic progressive cardiac dysfunction years after doxorubicin therapy for childhood acute lymphoblastic leukemia [J]. J Clin Oncol, 2005, 23 (12): 2629-2636.

[23] LIPSHULTZ S E, LANDY D C, LOPEZ-MITNIK G, et al. Cardiovascular status of childhood cancer survivors exposed and unexposed to cardiotoxic therapy [J]. J Clin Oncol, 2012, 30 (10): 1050-1057.

[24] LEFRAK E A, PITHA J, ROSENHEIM S, et al. A clinic opathologic analysis of adriamycin cardiotoxicity [J]. Cancer, 1973, 32 (2): 302-314.

[25] BOJAN A, TOROK-VISTAI T, PARVU A. Assessment and management of cardiotoxicity in hematologic malignancies [J]. Dis Markers, 2021, 2021: 6616265.

[26] KONG C Y, GUO Z, SONG P, et al. Underlying the mechanisms of doxorubicin-induced acute cardiotoxicity: oxidative stress and cell death [J]. Int J Biol Sci, 2022, 18 (2): 760-770.

[27] ZHU H, SARKAR S, SCOTT L, et al. Doxorubicin redox biology: redox cycling, topoisomerase inhibition, and oxidative stress [J]. React Oxyg Species (Apex), 2016, 1 (3): 189-198.

[28] WALLACE K B, SARDAO V A, OLIVEIRA P J. Mitochondrial determinants of doxorubicin-induced cardiomyopathy [J]. Circ Res, 2020, 126 (7): 926-941.

[29] CUI N, WU F, LU W J, et al. Doxorubicin-induced cardiotoxicity is maturation dependent due to the shift from topoisomerase Ⅱ alpha to Ⅱ beta in human stem cell derived cardiomyocytes [J]. J Cell Mol Med, 2019, 23 (7): 4627-4639.

[30] ROBERT L Y, TRAORE K, ZHU H. Novel molecular mechanisms of doxorubicin cardiotoxicity: latest leading-edge advances and clinical

implications [J]. Mol Cell Biochem, 2024, 479 (5): 1121-1132.

[31] SANGWENI N F, GABUZA K, HUISAMEN B, et al. Molecular insights into the pathophysiology of doxorubicin-induced cardiotoxicity: a graphical representation [J]. Arch Toxicol, 2022, 96 (6): 1541-1550.

[32] HERRMANN J, LERMAN A, SANDHU N P, et al. Evaluation and management of patients with heart disease and cancer: cardio-oncology [J]. Mayo Clin Proc, 2014, 89 (9): 1287-1306.

[33] CURIGLIANO G, CARDINALE D, SUTER T, et al. Cardiovascular toxicity induced by chemotherapy, targeted agents and radiotherapy: ESMO Clinical Practice Guidelines [J]. Ann Oncol, 2012, 23 (Suppl 7): vii155-vii166.

[34] JONES R L, EWER M S. Cardiac and cardiovascular toxicity of nonanthracycline anticancer drugs [J]. Expert Rev Anticancer Ther, 2006, 6 (9): 1249-1259.

[35] CONKLIN D J, HABERZETTL P, JAGATHEESAN G, et al. Glutathione S-transferase P protects against cyclophosphamide-induced cardiotoxicity in mice [J]. Toxicol Appl Pharmacol, 2015, 285 (2): 136-148.

[36] QUEZADO Z M, WILSON W H, CUNNION R E, et al. High-dose ifosfamide is associated with severe, reversible cardiac dysfunction [J]. Ann Intern Med, 1993, 118 (1): 31-36.

[37] KHAN S, CHEN CL, BRADY M S, et al. Unstable angina associated with cisplatin and carboplatin in a patient with advanced melanoma [J]. J Clin Oncol, 2012, 30 (18): e163-e164.

[38] ALTENA R, HUMMEL Y M, NUVER J, et al. Longitudinal changes in cardiac function after cisplatin-based chemotherapy for testicular cancer [J]. Ann Oncol, 2011, 22 (10): 2286-2293.

[39] EL-AWADY E E, MOUSTAFA Y M, ABO-ELMATTY D M, et al. Cisplatin-induced cardiotoxicity: mechanisms and cardioprotective strategies [J]. Eur J Pharmacol, 2011, 650 (1): 335-341.

[40] MA H, JONES K R, GUO R, et al. Cisplatin compromises myocardial contractile function and mitochondrial ultrastructure: role of endoplasmic reticulum stress [J]. Clin Exp Pharmacol Physiol, 2010,

37 (4): 460—465.

[41] IGNATESCU M C, GHAREHBAGHI—SCHNELL E, HASSAN A, et al. Expression of the angiogenic protein, platelet—derived endothelial cell growth factor, in coronary atherosclerotic plaques: in vivo correlation of lesional microvessel density and constrictive vascular remodeling [J]. Arterioscler Thromb Vasc Biol, 1999, 19（10）: 2340—2347.

[42] HEMALATHA T, BALACHANDRAN C, MANOHAR B M, et al. Myocardial expression of PDECGF is associated with extracellular matrix remodeling in experimental myocardial infarction in rats [J]. Biochem Cell Biol, 2010, 88 (3): 491—503.

[43] SORRENTINO M F, KIM J, FODERARO A E, et al. 5—fluorouracil induced cardiotoxicity: review of the literature [J]. Cardiol J, 2012, 19 (5): 453—458.

[44] KELLY C, BHUVA N, HARRISON M, et al. Use of raltitrexed as an alternative to 5—fluorouracil and capecitabine in cancer patients with cardiac history [J]. Eur J Cancer, 2013, 49 (10): 2303—2310.

[45] YEH E T, BICKFORD C L. Cardiovascular complications of cancer therapy: incidence, pathogenesis, diagnosis, and management [J]. J Am Coll Cardiol, 2009, 53 (24): 2231—2247.

[46] POLK A, VAAGE—NILSEN M, VISTISEN K, et al. Cardiotoxicity in cancer patients treated with 5 — fluorouracil or capecitabine: a systematic review of incidence, manifestations and predisposing factors [J]. Cancer Treat Rev, 2013, 39 (8): 974—984.

[47] KOSMAS C, KALLISTRATOS M S, KOPTERIDES P, et al. Cardiotoxicity of fluoropyrimidines in different schedules of administration: a prospective study [J]. J Cancer Res Clin Oncol, 2008, 134 (1): 75—82.

[48] BRONCKAERS A, GAGO F, BALZARINI J, et al. The dual role of thymidine phosphorylase in cancer development and chemotherapy [J]. Med Res Rev, 2009, 29 (6): 903—953.

[49] HEMALATHA T, BALACHANDRAN C, MANOHAR B M, et al. Myocardial expression of PDECGF is associated with extracellular matrix

remodeling in experimental myocardial infarction in rats [J]. Biochem Cell Biol, 2010, 88 (3): 491-503.

[50] MENNA P, SALVATORELLI E, MINOTTI G. Cardiotoxicity of antitumor drugs [J]. Chem Res Toxicol, 2008, 21 (5): 978-989.

[51] JoYCE E, MULROY E, SCOTT J, et al. Subclinical myocardial dysfunction in multiple sclerosis patients remotely treated with mitoxantrone: evidence of persistent diastolic dysfunction [J]. J Card Fail, 2013, 19 (8): 571-576.

[52] XU X, PERSSON H L, RICHARDSON D R. Molecular pharmacology of the interaction of anthracyclines with iron [J]. Mol Pharmacol, 2005, 68 (2): 261-271.

[53] ROSSATO L G, COSTA V M, DALLEGRAVE E, et al. Mitochondrial cumulative damage induced by mitoxantrone: late onset cardiac energetic impairment [J]. Cardiovasc Toxicol, 2014, 14 (1): 30-40.

[54] ROSSATO LG, COSTA VM, VILAS-BOAS V, et al. Therapeutic concentrations of mitoxantrone elicit energetic imbalance in H9c2 cells as an earlier event [J]. Cardiovasc Toxicol, 2013, 13 (4): 413-425.

[55] LECHNER D, KOLLARS M, GLEISS A, et al. Chemotherapy-induced thrombin generation via procoagulant endothelial microparticles is independent of tissue factor activity [J]. J Thromb Haemost, 2007, 5 (12): 2445-2452.

[56] NUVER J, DE HAAS E C, VAN ZWEEDEN M, et al. Vascular damage in testicular cancer patients: a study on endothelial activation by bleomycin and cisplatin in vitro [J]. Oncol Rep, 2010, 23 (1): 247-253.

[57] ROWINSKY E K, MCGUIRE W P, GUARNIERI T, et al. Cardiac disturbances during the administration of taxol [J]. J Clin Oncol, 1991, 9 (9): 1704-1712.

[58] ALBERTI K G, ECKEL R H, GRUNDY S M, et al. Harmonizing the metabolic syndrome: a joint interim statement of the International Diabetes Federation Task Force on Epidemiology and Prevention; National Heart, Lung, and Blood Institute; American Heart

Association；World Heart Federation；International Atherosclerosis Society；and International Association for the Study of Obesity [J]. Circulation，2009，120 (16)：1640−1645.

[59] ČELUTKIENĖ J, PUDIL R, LÓPEZ−FERNÁNDEZ T，et al. Role of cardiovascular imaging in cancer patients receiving cardiotoxic therapies：a position statement on behalf of the Heart Failure Association (HFA)，the European Association of Cardiovascular Imaging (EACVI) and the Cardio − Oncology Council of the European Society of Cardiology (ESC) [J]. Eur J Heart Fail，2020，22 (9)：1504−1524.

[60] BODAI B I, TUSO P. Breast cancer survivorship：a comprehensive review of long−term medical issues and lifestyle recommendations [J]. Perm J，2015，19 (2)：48−79.

[61] SIEGEL R L, MILLER K D, JEMAL A. Cancer statistics，2015 [J]. CA Cancer J Clin，2015，65 (1)：5−29.

[62] ARMENIAN S H, XU L, KY B，et al. Cardiovascular disease among survivors of adult − onset cancer：a community − based retrospective cohort study [J]. J Clin Oncol，2016，34 (10)：1122−1130.

[63] 路平，黄艳梅，苗战会，等. 儿童期癌症长期存活者糖代谢和脂代谢异常的调查分析 [J]. 实用儿科临床杂志，2008，23 (20)：1599−1600，1603.

[64] GERHARDT C A, BAUGHCUM A E, JOHNSTON A，et al. Parent perceptions of nutritional issues during their child's treatment for cancer [J]. J Pediatr Hematol Oncol，2006，28 (7)：454−460.

[65] GRUNDY S M. Metabolic syndrome update [J]. Trends Cardiovasc Med，2016，26 (4)：364−373.

[66] MOUTON A J, LI X, HALL M E，et al. Obesity, hypertension, and cardiac dysfunction：novel roles of immunometabolism in macrophage activation and inflammation [J]. Circ Res，2020，126 (6)：789−806.

[67] SCHMIDT A M. Diabetes mellitus and cardiovascular disease [J]. Arterioscler Thromb Vasc Biol，2019，39 (4)：558−568.

[68] American Diabetes Association. Diagnosis and classification of diabetes mellitus [J]. Diabetes Care，2010，33 (Suppl 1)：S62−S69.

[69] DE ONIS M, BLÖSSNER M, BORGHI E. Global prevalence and

trends of overweight and obesity among preschool children [J]. Am J Clin Nutr，2010，92 (5)：1257-1264.

[70] GŁOWIŃSKA B，URBAN M，HRYNIEWICZ A，et al. Endothelin-1 plasma concentration in children and adolescents with atherogenic risk factors [J]. Kardiol Pol，2004，61 (10)：329-338.

[71] LUND M T，HOLM J C，JESPERSEN T，et al. Cardiovascular changes in childhood obesity [J]. Ugeskr Laeger，2017，179 (45)：V03170265.

[72] ADDISON S，STAS S，HAYDEN M R，et al. Insulin resistance and blood pressure [J]. Curr Hypertens Rep，2008，10 (4)：319-325.

[73] RITTERHOFF J，YOUNG S，VILLET O，et al. Metabolic remodeling promotes cardiac hypertrophy by directing glucose to aspartate biosynthesis [J]. Circ Res，2020，126 (2)：182-196.

[74] MATSUURA T R，LEONE T C，KELLY D P. Fueling cardiac hypertrophy [J]. Circ Res，2020，126 (2)：197-199.

[75] ARMSTRONG G T，OEFFINGER K C，CHEN Y，et al. Modifiable risk factors and major cardiac events among adult survivors of childhood cancer [J]. J Clin Oncol，2013，31 (29)：3673-3680.

[76] MOSER E C，NOORDIJK E M，VAN LEEUWEN F E，et al. Long-term risk of cardiovascular disease after treatment for aggressive non-Hodgkin lymphoma [J]. Blood，2006，107 (7)：2912-2919.

[77] GIBSON T M，LI Z，GREEN D M，et al. Blood pressure status in adult survivors of childhood cancer：a report from the St. Jude lifetime cohort study [J]. Cancer Epidemiol Biomarkers Prev，2017，26 (12)：1705-1713.

[78] PICCIRILLO J F，TIERNEY R M，COSTAS I，et al. Prognostic importance of comorbidity in a hospital-based cancer registry [J]. JAMA，2004，291 (20)：2441-2447.

[79] COHEN J B，BROWN N J，BROWN S A，et al. Cancer therapy-related hypertension：a scientific statement from the American Heart Association [J]. Hypertension，2023，80 (3)：e46-e57.

[80] MEINARDI M T，GIETEMA J A，VAN DER GRAAF W T，et al. Cardiovascular morbidity in long-term survivors of metastatic testicular

cancer [J]. J Clin Oncol, 2000, 18 (8): 1725-1732.

[81] COHEN J B, GEARA A S, HOGAN J J, et al. Hypertension in cancer patients and survivors: epidemiology, diagnosis, and management [J]. JACC CardioOncol, 2019, 1 (2): 238-251.

[82] KNIJNENBURG S L, JASPERS M W, VAN DER PAL H J, et al. Renal dysfunction and elevated blood pressure in long-term childhood cancer survivors [J]. Clin J Am Soc Nephrol, 2012, 7 (9): 1416-1427.

[83] VAN DORST D, DOBBIN S, NEVES K B, et al. Hypertension and prohypertensive antineoplastic therapies in cancer patients [J]. Circ Res, 2021, 128 (7): 1040-1061.

[84] BISHNOI R, XIE Z, SHAH C, et al. Real-world experience of carfilzomib-associated cardiovascular adverse events: SEER-Medicare data set analysis [J]. Cancer Med, 2021, 10 (1): 70-78.

[85] TOLANEY S M, BEERAM M, BECK J T, et al. Abemaciclib in combination with endocrine therapy for patients with hormone receptor-positive, HER2-negative metastatic breast cancer: a phase 1b study [J]. Front Oncol, 2021, 11: 810023.

[86] DICKERSON T, WICZER T, WALLER A, et al. Hypertension and incident cardiovascular events following ibrutinib initiation [J]. Blood, 2019, 134 (22): 1919-1928.

[87] BORéN J, CHAPMAN M J, KRAUSS R M, et al. Low-density lipoproteins cause atherosclerotic cardiovascular disease: pathophysiological, genetic, and therapeutic insights: a consensus statement from the European Atherosclerosis Society Consensus Panel [J]. Eur Heart J, 2020, 41 (24): 2313-2330.

[88] GRUNDY S M. Metabolic syndrome update [J]. Trends Cardiovasc Med, 2016, 26 (4): 364-373.

[89] FERENCE B A, GINSBERG H N, GRAHAM I, et al. Low-density lipoproteins cause atherosclerotic cardiovascular disease. 1. Evidence from genetic, epidemiologic, and clinical studies. A consensus statement from the European Atherosclerosis Society Consensus Panel [J]. Eur Heart J, 2017, 38 (32): 2459-2472.

[90] 中华医学会儿科学分会内分泌遗传代谢学组，中华医学会儿科学分会心

血管学组，中华医学会儿科学分会儿童保健学组，等. 中国儿童青少年代谢综合征定义和防治建议 ［J］. 中华儿科杂志，2012，50（6）：420−422.

［91］ 王增武，刘静，李建军，等. 中国血脂管理指南（2023 年）［J］. 中国循环杂志，2023，38（3）：237−271.

［92］ 丁文清，董虹孛，米杰. 中国儿童青少年血脂异常流行现状 Meta 分析 ［J］. 中华流行病学杂志，2015，36（1）：71−77.

［93］ 王政和，邹志勇，阳益德，等. 2012 年中国 7 省份 6~17 岁儿童青少年血脂异常流行情况及相关因素分析 ［J］. 中华预防医学杂志，2018，52（8）：798−801.

［94］ ZAMORANO J L，LANCELLOTTI P，RODRIGUEZ−MUÑOZ D，et al. 2016 ESC position paper on cancer treatments and cardiovascular toxicity developed under the auspices of the ESC committee for practice guidelines：the task force for cancer treatments and cardiovascular toxicity of the European Society of Cardiology（ESC）［J］. Eur Heart J，2016，37（36）：2768−2801.

［95］ ARMENIAN S H，LACCHETTI C，BARAC A，et al. Prevention and monitoring of cardiac dysfunction in survivors of adult cancers：American Society of Clinical Oncology Clinical Practice Guideline ［J］. J Clin Oncol，2017，35（8）：893−911.

［96］ LINSCHOTEN M，TESKE A J，CRAMER M J，et al. Chemotherapy−related cardiac dysfunction：a systematic review of genetic variants modulating individual risk ［J］. Circ Genom Precis Med，2018，11（1）：e001753.

［97］ HENRIKSEN P A. Anthracycline cardiotoxicity：an update on mechanisms, monitoring and prevention ［J］. Heart，2018，104（12）：971−977.

［98］ BLANCO J G，SUN C L，LANDIER W，et al. Anthracycline−related cardiomyopathy after childhood cancer：role of polymorphisms in carbonyl reductase genes − a report from the children's oncology group ［J］. J Clin Oncol，2012，30（13）：1415−1421.

［99］ KRAJINOVIC M，ELBARED J，DROUIN S，et al. Polymorphisms of ABCC5 and NOS3 genes influence doxorubicin cardiotoxicity in survivors of childhood acute lymphoblastic leukemia [J]. Pharmacogenomics J, 2017, 17 (1): 107.

[100] VULSTEKE C, PFEIL A M, MAGGEN C, et al. Clinical and genetic risk factors for epirubicin — induced cardiac toxicity in early breast cancer patients [J]. Breast Cancer Res Treat, 2015, 152 (1): 67—76.

[101] VISSCHER H, ROSS C J, RASSEKH S R, et al. Pharmacogenomic prediction of anthracycline — induced cardiotoxicity in children [J]. J Clin Oncol, 2012, 30 (13): 1422—1428.

[102] AMINKENG F, BHAVSAR A P, VISSCHER H, et al. A coding variant in RARG confers susceptibility to anthracycline — induced cardiotoxicity in childhood cancer [J]. Nat Genet, 2015, 47 (9): 1079—1084.

[103] AMINKENG F, ROSS C J, RASSEKH S R, et al. Recommendations for genetic testing to reduce the incidence of anthracycline — induced cardiotoxicity [J]. Br J Clin Pharmacol, 2016, 82 (3): 683—695.

[104] VISSCHER H, ROSS C J, RASSEKH S R, et al. Validation of variants in SLC28A3 and UGT1A6 as genetic markers predictive of anthracycline — induced cardiotoxicity in children [J]. Pediatr Blood Cancer, 2013, 60 (8): 1375—1381.

[105] SCHNEIDER B P, SHEN F, GARDNER L, et al. Genome—wide association study for anthracycline—induced congestive heart failure [J]. Clin Cancer Res, 2017, 23 (1): 43—51.

[106] STANTON S E, WARD M M, CHRISTOS P, et al. Pro1170 Ala polymorphism in HER2 — neu is associated with risk of trastuzumab cardiotoxicity [J]. BMC Cancer, 2015, 15: 267.

[107] DE ALMEIDA F C, BANIN—HIRATA B K, ARIZA C B, et al. HER2 ile655val polymorphism is negatively associated with breast cancer susceptibility [J]. J Clin Lab Anal, 2018, 32 (6): e22406.

[108] BEAUCLAIR S, FORMENTO P, FISCHEL J L, et al. Role of the HER2 [Ile655Val] genetic polymorphism in tumorogenesis and in the risk of trastuzumab—related cardiotoxicity [J]. Ann Oncol, 2007, 18 (8): 1335—1341.

[109] LINSCHOTEN M, TESKE A J, BAAS A F, et al. Truncating titin (TTN) variants in chemotherapy—induced cardiomyopathy [J]. J Card Fail, 2017, 23 (6): 476—479.

[110] GARCIA—PAVIA P, KIM Y, RESTREPO—CORDOBA M A, et al. Genetic variants associated with cancer therapy — induced cardiomyopathy [J]. Circulation, 2019, 140 (1): 31—41.

[111] LYON A R, LÓPEZ—FERNáNDEZ T, COUCH L S, et al. 2022 ESC Guidelines on cardio—oncology developed in collaboration with the European Hematology Association (EHA), the European Society for Therapeutic Radiology and Oncology (ESTRO) and the International Cardio—Oncology Society (IC—OS) [J]. Eur Heart J, 2022, 43 (41): 4229—4361.

[112] MERTENS A C, LIU Q, NEGLIA J P, et al. Cause—specific late mortality among 5—year survivors of childhood cancer: the Childhood Cancer Survivor Study [J]. J Natl Cancer Inst, 2008, 100 (19): 1368—1379.

[113] LEFRAK E A, PITHA J, ROSENHEIM S, et al. A clinicopathologic analysis of adriamycin cardiotoxicity [J]. Cancer, 1973, 32 (2): 302—314.

[114] PRAGA C, BERETTA G, VIGO P L, et al. Adriamycin cardiotoxicity: a survey of 1273 patients [J]. Cancer Treat Rep, 1979, 63 (5): 827—834.

[115] VON HOFF D D, LAYARD M W, BASA P, et al. Risk factors for doxorubicin—induced congestive heart failure [J]. Ann Intern Med, 1979, 91 (5): 710—717.

[116] MARMAGKIOLIS K, FINCH W, TSITLAKIDOU D, et al. Radiation toxicity to the cardiovascular system [J]. Curr Oncol Rep, 2016, 18 (3): 15.

[117] MACKAY B, EWER M S, CARRASCO C H, et al. Assessment of anthracycline cardiomyopathy by endomyocardial biopsy [J]. Ultrastruct Pathol, 1994, 18 (1—2): 203—211.

[118] OEFFINGER K C, MERTENS A C, SKLAR C A, et al. Chronic health conditions in adult survivors of childhood cancer [J]. N Engl J

Med，2006，355（15）：1572-1582.

[119] LIMAT S，DAGUINDAU E，CAHN J Y，et al. Incidence and risk-factors of CHOP/R-CHOP-related cardiotoxicity in patients with aggressive non-Hodgkin's lymphoma [J]. J Clin Pharm Ther，2014，39（2）：168-174.

[120] ROMOND E H，JEONG J H，RASTOGI P，et al. Seven-year follow-up assessment of cardiac function in NSABP B-31，a randomized trial comparing doxorubicin and cyclophosphamide followed by paclitaxel（ACP）with ACP plus trastuzumab as adjuvant therapy for patients with node-positive，human epidermal growth factor receptor 2-positive breast cancer [J]. J Clin Oncol，2012，30（31）：3792-3799.

[121] GOLDHIRSCH A，GELBER R D，PICCART-GEBHART M J，et al. 2 years versus 1 year of adjuvant trastuzumab for HER2-positive breast cancer（HERA）：an open-label，randomised controlled trial [J]. Lancet，2013，382（9897）：1021-1028.

[122] TARANTINI L，CIOFFI G，GORI S，et al. Trastuzumab adjuvant chemotherapy and cardiotoxicity in real-world women with breast cancer [J]. J Card Fail，2012，18（2）：113-119.

[123] SLAMON D，EIERMANN W，ROBERT N，et al. Adjuvant trastuzumab in HER2-positive breast cancer [J]. N Engl J Med，2011，365（14）：1273-1283.

[124] GUARNERI V，LENIHAN D J，VALERO V，et al. Long-term cardiac tolerability of trastuzumab in metastatic breast cancer：the MD Anderson Cancer Center experience [J]. J Clin Oncol，2006，24（25）：4107-4115.

[125] CHEN J，LONG J B，HURRIA A，et al. Incidence of heart failure or cardiomyopathy after adjuvant trastuzumab therapy for breast cancer [J]. J Am Coll Cardiol，2012，60（24）：2504-2512.

[126] GENNARI A，SALVADORI B，DONATI S，et al. Cardiotoxicity of epirubicin/paclitaxel-containing regimens：role of cardiac risk factors [J]. J Clin Oncol，1999，17（11）：3596-3602.

第四章　化疗相关肿瘤心脏病的生物标志物

化疗相关肿瘤心脏病的临床表现范围广泛，包括无症状的心功能障碍、严重的心力衰竭，甚至突发的心脏事件，对儿童肿瘤患者的生活质量和长期生存率造成了严重威胁。尽管近年来对化疗相关肿瘤心脏病的认识有所提高，但在临床实践中，预测和监测这些不良事件的有效方法仍有待改进。

生物标志物指可以标记系统、器官、组织、细胞及亚细胞结构或功能改变或可能发生改变的生化指标，可以用于监测生理过程、病理状态或药物治疗的药理反应。

生物标志物在预测和监测肿瘤心脏病方面也显示出了巨大的潜力。肿瘤心脏病相关的生物标志物通常用于检测心脏损伤的程度和性质、评估治疗引起的变化、指导临床决策。常见的具有代表性的肿瘤心脏病生物标志物包括心肌损伤标志物（如肌钙蛋白）和心功能标志物（如脑钠肽）等。通过相关生物标志物的检测，可以早期识别那些可能受到肿瘤心脏病影响的患者，有助于临床医生预测、诊断和监测化疗相关的心脏损伤，制订个性化的治疗方案，从而避免或减轻肿瘤心脏病，确保化疗疗效的同时减少其不良反应。

虽然生物标志物在临床实践中具有显著价值，但它们的应用也面临一些挑战。例如，标志物的特异性和灵敏性可能受到多种因素的影响，包括患者的个体差异、并发症和其他医疗条件等。在接受化疗的儿童肿瘤患者中，生物标志物的应用还需考虑儿童的特殊性，包括年龄、生长发育特点等，因此应使用针对儿童的参考范围。监测的频率和生物标志物选择应根据治疗类型和预期的心脏风险调整，对生物标志物水平变化的解释也需要综合考虑患者临床背景和其他诊断信息。

本章旨在介绍化疗相关肿瘤心脏病的常见生物标志物，并探讨它们如何帮助在接受化疗的儿童中预测和监测肿瘤心脏病。

一、肌钙蛋白 T 和肌钙蛋白 I

（一）生物学基础

肌钙蛋白是一组由三个亚单位组成的调节性蛋白，包括肌钙蛋白 T （troponin T，TnT）、肌钙蛋白 I （troponin I，TnI） 和肌钙蛋白 C （troponin C，TnC）。TnC 主要与钙离子结合以触发收缩机制，TnT 主要将肌钙蛋白复合体锚定在肌原纤维的特定位置，TnT 负责在没有钙离子的情况下，通过抑制肌动蛋白与肌球蛋白的相互作用来阻断肌肉收缩。肌钙蛋白在心肌和骨骼肌的收缩调控中起着关键作用。

在心脏中，存在心脏特异性 TnT 和 TnI，称为心肌肌钙蛋白 T （cardiac－specific TnT，cTnT） 和心肌肌钙蛋白 I （cardiac－specific TnI，cTnI）。在心肌细胞受损时，如因化疗药物导致心肌细胞膜完整性损伤，cTnT 和 cTnI 在几小时内便可释放入血，并在血液中维持数日。由此，cTnT 和 cTnI 的浓度变化能够作为心肌损伤的直接证据，对判断心肌损伤的时间和程度具有重要意义。

（二）正常参考范围

正常生理情况下，健康成人的 cTnT 和 cTnI 水平极低，几乎检测不出。正常参考范围因实验室和检测技术 （特别是是否使用高灵敏技术） 而异，常见的正常参考范围为 cTnI<0.04ng/mL、cTnT<0.01ng/mL，儿童的正常参考范围与成人相似或略低于成人。但需注意的是，新生儿因生理性心脏负荷增加，可能有稍高的基线值。例如，由于出生时心脏压力，出生 1~3 天的新生儿的 cTnT 可高达 0.1ng/mL、cTnI 可高达 1.5ng/mL。

（三）临床应用与解读

cTnT 和 cTnI 具有高度心脏特异性，是诊断心肌损伤的灵敏标志物。cTnT 和 cTnI 的升高通常提示心肌细胞损伤，尤其在没有明显心脏病史的儿童中，可能是化疗相关心脏毒性的早期迹象。在化疗过程中，定期监测血中 cTnT 和 cTnI 水平可以帮助早期识别微小的心脏损伤。儿童接受可能引起心脏毒性的化疗药物治疗，监测 cTnT 和 cTnI 水平尤为重要。一旦检测到肌 cTnT 和 cTnI 水平升高，可能需要调整化疗方案，使用心脏保护药物，减少化疗药物剂量或改用心脏毒性较小的药物。

值得注意的是，虽然 cTnT 和 cTnI 是心肌损伤的灵敏标志物，但其水平可能受多种因素影响，如肾功能障碍等。因此，使用 cTnT 和 cTnI 作为预测和监测工具时，医生应考虑多种因素，包括检测方法、年龄相关变化及其他相关临床信息。每个实验室应提供其使用的具体检测方法和相关设备的正常参考范围。此外，cTnT 和 cTnI 水平的变化趋势和动态监测比单一时间点的绝对值更有临床价值，特别是在评估潜在或已知心脏问题的儿童时。

二、脑钠肽及其氨基端前体

（一）生物学基础

脑钠肽（brain natriuretic peptide，BNP）最初是在猪的脑组织中发现的，因此被命名为"脑钠肽"。后续研究发现 BNP 主要是在心脏，尤其是心室的心肌细胞中被合成和分泌，因此，又称为 B 型利钠肽（B－type natriuretic peptide），用于表示其与心功能的关联。

当心脏扩张或负荷增加时，心脏拉伸程度和压力增加，心肌细胞会合成和释放 pre－proBNP，这是 BNP 的原始形态。pre－proBNP 首先被裂解成 proBNP，随后进一步分裂成活性的 BNP 和非活性的氨基末端脑钠肽前体（NT－proBNP）。BNP 具有多种生理作用，包括促进钠和水的排泄、扩张血管及抑制肾素－血管紧张素－醛固酮系统，以降低血压和减轻心脏负担。而NT－proBNP 虽然本身不具有生理活性，但由于其在血液中的半衰期较长，常被用作诊断和监测心脏损伤的生物标志物。

（二）正常参考范围

健康成人 BNP 的正常参考范围为<100pg/mL，具体数值可能会因不同的实验室和测量方法而略有变化。NT－proBNP 的正常参考范围更广，通常<300pg/mL，有时也可能上调至<900pg/mL，尤其是在老年人中。原因是随着年龄的增长，心脏可能会经历更多的应激和功能性变化，因此 NT－proBNP 的正常参考范围可能会逐渐变大。

在儿童中，BNP 和 NT－proBNP 的正常参考范围也受多种因素影响，包括年龄、性别、体重和潜在的心脏状况等。儿童的正常参考范围通常比成人小，但新生儿在出生后的初期由于心脏的生理压力，可能会显示相对较高的水平。新生儿的 BNP 水平可能在出生后的几天内相对较高，通常在出生后的第一周内迅速下降。在健康的儿童中，BNP 水平通常<100pg/mL，也有研究建议将正常参考范围定为<50pg/mL。与 BNP 类似，新生儿的 NT-proBNP 水平在出生后的前几天可能非常高，有研究显示 1 周内新生儿的 NT-proBNP 可高达 14000pg/mL。随着年龄的增长，NT-proBNP 的水平逐渐降低。1 月龄至 1 岁的健康婴儿，NT-proBNP 通常低于 900pg/mL，1 岁以上健康儿童的 NT-proBNP 水平通常低于 300pg/mL，但具体数值需根据实验室的测定方法和年龄相关参考范围来判定。

（三）临床应用与解读

BNP 和 NT-proBNP 是心脏应激反应和心功能障碍的灵敏标志物，其水平通常与心脏承受压力相关，特别是心力衰竭，因此可作为心力衰竭和其他心脏病变的早期预警信号。BNP 和 NT-proBNP 水平的升高反映了心脏的应激反应，表明心脏压力增加或心功能障碍可能，尤其是在接受潜在心脏毒性的化疗药物治疗的儿童中，其水平不仅反映了心脏负荷，也可以指示心脏应答化疗药物的压力状态，对于监测心功能状态极为重要。当监测到 BNP 或 NT-proBNP 水平升高时，可能需要进一步的心功能评估，包括超声心动图和心电图等，以全面监测心功能并指导后续治疗。

与此同时，由于 BNP 和 NT-proBNP 水平还受到除心脏状况外的其他多种因素影响，如性别（女性通常略高于男性）、其他健康问题（如肾功能障碍）、年龄等。因此，临床医生在使用二者作为诊断和监测工具时，应充分考虑包括检测方法、性别、其他相关临床信息等各类影响因素，并使用适配患者年龄段的正常参考范围。此外，对患者的个体化动态监测，即在化疗开始前建立心功能的标志物基线值，在接受潜在心脏毒性的化疗药物治疗期间定期监测并观察心脏相关临床症状，以及在完成化疗周期后继续监测，以评估心脏长期影响和恢复状态等，能够更为准确地为儿童肿瘤患者提供心脏健康信息，从而帮助医生及时调整治疗策略，最大限度地减少化疗相关心脏毒性，确保治疗的安全性和有效性。

三、炎症标志物

（一）生物学基础

炎症标志物在心脏损伤中扮演着重要角色。当心脏受到化疗药物的影响时，心肌细胞可能会受损，导致细胞凋亡或功能障碍。这种损伤会触发局部和全身性炎症反应，包括免疫细胞的活化和炎症介质（如细胞因子和化学因子）的释放。血液中的炎症标志物如 C 反应蛋白（C－reactive protein，CRP）、TNF－α、白细胞介素（如 IL－6、IL－1β）等也会迅速升高。

此外，炎症也被认为是导致多种心脏病发展的关键因素之一。在化疗相关心脏毒性情况下，炎症介质的升高能够引起进一步的细胞损伤，增强炎症反应，进而影响心肌细胞的存活和功能，促进纤维化过程。持续高水平的炎症反应可能导致心脏结构和功能的长期改变，对化疗后儿童的心脏健康构成威胁。

炎症标志物的水平变化提供了一种可提示心脏毒性发生与进展的方法，它们可以作为心脏毒性的生物标志物，帮助医生及早识别潜在的心脏损伤和存在的持续伤害。

（二）正常参考范围

炎症标志物的种类较多，临床常规开展检测的主要包括 CRP、TNF－α、白细胞介素等。不同标志物的具体正常参考范围因不同实验室和使用的检测方法而异。

健康成人和儿童的大多数炎症标志物正常参考范围类似。CRP 通常为<10mg/L，许多实验室将高敏感 CRP（hs－CRP）的正常参考范围设为<3mg/L，<1mg/L 被认为是低心脏毒性风险。TNF－α 和白细胞介素在健康状态下通常检测不到或只有微量存在，TNF－α 和 IL－6 的正常参考范围通常均<5pg/mL。

（三）临床应用与解读

在肿瘤化疗中，炎症标志物的测量对于评估心脏毒性尤为重要，因为一些化疗药物（如蒽环类药物）可能导致心脏损伤，触发炎症反应。炎症标志物的水平升高可能提示心脏组织正在发生炎症反应，可以作为发现心脏毒性早期迹象的重要线索。监测炎症标志物可以帮助临床医生及时识别化疗相关心脏毒性，从而调整治疗方案或采取预防措施。在化疗过程中和治疗后，炎症标志物的变化也可以帮助评估心脏状况和治疗的影响。持续高水平的炎症标志物水平可能表明持续的心脏压力或损伤。

特别需要注意的是，炎症标志物水平可能受多种生理和病理因素的影响，如感染、自身免疫性疾病、肥胖、吸烟等。新生儿在出生后的第一周内，由于出生过程的生理压力和适应，炎症标志物的水平可能比较高。各项炎症标志物的实际正常参考范围应参考特定实验室提供的范围，因为不同实验室可能使用不同的检测技术和标准。临床医生在使用炎症标志物进行临床诊断和监测时，需结合患者的临床表现和其他相关检查结果综合考虑。如果炎症标志物的水平异常，可能需要进一步的诊断测试以确定炎症的原因和采取适当的治疗方案。

四、氧化应激标志物

（一）生物学基础

氧化应激是指体内活性氧与抗氧化防御系统之间的平衡被破坏。在肿瘤化疗中，尤其是使用蒽环类药物时，心肌细胞中活性氧的生成明显增多。过量的活性氧可以攻击心肌细胞的脂膜、蛋白质和 DNA，引起心肌细胞的损伤或死亡，从而增加心脏毒性风险。

氧化应激标志物，包括反映氧化状态的标志物〔如丙二醛（malondialdehyde，MDA）、8-羟基脱氧鸟苷（8-hydroxydeoxyguanosine，8-OHdG）等〕和抗氧化标志物〔如超氧化物歧化酶（superoxide dismutase，SOD）、谷胱甘肽过氧化物酶（glutathione peroxidase，GPx）等〕，是监测体内氧化与还原状态的重要指标。这些标志物的水平变化能够反映心肌细胞的氧化损伤程度，监测抗氧化防御系统的状态，是识别化疗相关心脏毒性风险的重要标志物。

（二）正常参考范围

氧化应激标志物在健康个体中的活性水平因年龄、性别及个体差异而异，通常在实验室检测报告中提供具体的正常参考范围。一般而言，MDA 正常参考范围为 $1.0 \sim 3.0 \mu mol/L$，尿液中 8-OHdG 的正常参考范围通常 <20ng/mL 或为 $5 \sim 40ng/g$ 肌酐，SOD 正常参考范围为 $85 \sim 200U/mL$，GPx 的正常参考范围通常为 $60 \sim 200U/g$ 血红蛋白。

（三）临床应用与解读

在儿童肿瘤化疗中，监测氧化应激标志物有助于早期识别心脏毒性风险。MDA、8-OHdG 等氧化应激标志物的水平能够反映心肌细胞的氧化损伤程度。这些标志物水平升高通常表明心肌细胞受到了显著的氧化压力，从而提示化疗引起的潜在心脏毒性。抗氧化酶如 SOD 和 GPx 的活性下降则可能表明心脏的抗氧化防御能力减弱，提示化疗期间心脏毒性风险增加。这些标志物的活性监测可以帮助评估心脏对化疗药物的耐受性及患者心脏健康的整体状况。

通过监测氧化应激标志物，临床医生可以及时采取预防措施来保护心脏免受化疗药物的伤害。例如，如果氧化应激标志物显著升高，可以考虑减少化疗药物剂量或添加抗氧化剂作为辅助治疗。与此同时，由于氧化应激的影响可能在化疗后持续存在，定期监测氧化应激标志物可以帮助追踪患者的恢复过程，并在必要时进行长期心脏健康管理。通过对氧化应激标志物的综合评估，临床医生可以更精确地监控和管理儿童肿瘤患者化疗过程中的心脏健康，优化治疗效果，从而减少心脏毒性的风险。

五、分子/遗传标志物

（一）生物学基础

分子/遗传标志物可以提供对心肌细胞在分子水平上如何响应化疗药物的深入理解。已有研究发现部分心脏特异性转录因子（如 GATA4、NKX2-5等）在心脏发育和细胞应激响应中起重要作用。当化疗药物干扰这些转录因子的表达或功能时，可能导致心肌细胞受损。特定的 microRNA（如 miR-208a）在心脏病中表达改变，可能提示心脏应激或损伤。某些基因变异，如 HER2、ABCB1 和 UGT2B7 等基因突变或多态性，可能增加心脏对特定化疗药物（如蒽环类药物、曲妥珠单抗等）的敏感性。由此，特定基因表达的改变或特定 microRNA 的调控活动可能直接影响心肌细胞的生存、增殖、修复和凋亡过程。通过监测这些标志物的变化，可以识别哪些患者可能因遗传倾向或表达模式的特殊性而对某些化疗药物的心脏毒性更加敏感，对帮助预测患者对特定化疗药物的心脏反应具有重要作用。

（二）正常参考范围

分子/遗传标志物通常没有"正常"参考范围，表达模式的改变或特定遗传变异的存在可能与增加的心脏毒性风险相关，需要更多的临床研究支持和更广泛的应用数据积累以确定具体正常参考范围。

（三）临床应用与解读

虽然目前分子/遗传标志物尚未普遍应用于临床实践中，但部分科学研究已探索了其作为生物标志物的可行性，可能为化疗相关心脏毒性的评估提供一种个性化医疗的方法。

化疗前进行分子/遗传标志物的检测，可以提供关于患者可能面临的心脏毒性风险的早期信息。这种预先的风险评估对于预防性地管理潜在的心脏问题至关重要，尤其是在使用已知可能影响心脏的药物时。在化疗过程中和治疗后监测这些标志物的变化，也可以帮助评估心脏的损伤程度、修复过程，以及患者的长期心脏健康状态。通过这种针对个体的分子/遗传标志物分析，临床医生能够更精确地理解、预测和管理化疗可能引起的心脏毒性问题，进而优化患者的整体治疗和健康管理。

六、生物标志物在临床决策中的应用示例

（一）病例背景

患者，女，12岁。临床诊断为急性髓系白血病，需要接受含有蒽环类药物的化疗方案。

（二）使用生物标志物的策略

1. 初始评估

首先对患者进行基线心脏评估：心电图正常，超声心动图未查见心脏结构异常，LVEF 65%（正常），cTnT<0.01ng/mL（正常），BNP 22pg/mL（正常），无已知与心脏毒性相关的遗传易感性。

2. 治疗前风险评估

在化疗前，对患者进行遗传测试，检测心脏病相关基因，未发现明显的风险突变。同时进行了 microRNA 分析，未显示与高心脏毒性风险相关的表达模式。

3. 治疗期间监测

定期（每个化疗周期前后）检测心脏生物标志物 cTnI 和 BNP 的水平，以早期识别心脏损伤。同时监测炎症标志物如 CRP，以及氧化应激标志物如 MDA，以评估心脏炎症状态和细胞损伤程度。

（三）临床决策和患者管理

1. 案例进展

在第二个化疗周期后，患者的 cTnT 上升至 0.05ng/mL，BNP 上升至 80pg/mL，CRP 从 5mg/L 上升至 25mg/L，MDA 从 2.0μmol/L 增加至 5.5μmol/L。

2. 临床决策与干预

基于这些生物标志物的结果，提示虽然尚未发现明显临床症状，患者心脏也可能正在经历药物引起的压力和损伤。儿童肿瘤科医生与儿童心血管科医生会诊后，考虑调整后续化疗方案，主要措施：心脏保护治疗（加入心脏保护药物，如 ACEI，以减轻心脏压力）、化疗方案调整（考虑减少蒽环类药物的剂量，以降低心脏毒性风险）及增强监测（增加生物标志物和心脏成像的监测频率，并密切观察患者临床症状）。

3. 治疗后跟踪与长期管理

治疗完成后仍应定期进行心功能评估，以早期识别任何潜在的迟发性心脏问题。同时建议患者参加心脏康复项目，以优化心功能和整体健康。

（四）结果和讨论

通过治疗和监测策略调整，患者的心脏状况得到了有效的管理，生物标志物水平在随后的监测中逐渐恢复到正常范围内且未出现心脏相关的临床症状。

治疗成功完成，定期跟踪也显示患者心功能相关指标维持在正常范围内。

此病例的管理过程向我们展示了如何利用生物标志物综合评估和监测儿童接受肿瘤化疗过程中的心脏毒性，以及这些数据如何直接影响临床决策和患者管理。这种方法不仅增强了治疗的安全性，也提高了治疗的个体化程度。这个案例强调了对生物标志物的深入理解和应用对于优化儿童肿瘤化疗的重要性。生物标志物为临床医生提供了一个工具，不仅可以帮助识别心脏毒性的风险，还可以引导临床治疗，减少不良反应，尽可能地保障患者的心功能和整体健康。

七、研究展望与未来发展方向

尽管当前已有多种生物标志物可用于监测心脏毒性，但仍需发现更具特异性和灵敏性的新生物标志物。未来的研究应在探索与心肌细胞凋亡、再生和纤维化相关的分子机制的同时，识别和验证能够精确反映心肌细胞损伤和修复过程的分子生物标志物。与此同时，开发和测试新的心脏保护药物和治疗方法也是未来的重要方向。开展长期心脏健康的跟踪研究以建立长期心脏监测的标准和干预时机、应用生物信息学工具和机器学习算法对大数据进行分析以建立个性化的心脏毒性风险评估模型、多学科合作建立跨学科团队以整合不同领域的知识和技术等，都有助于更全面地解决儿童肿瘤化疗中的心脏毒性问题，从而为患者提供更安全、更有效的治疗选择，最终提高儿童肿瘤患者的治疗成功率和生活质量。

参考文献

[1] BABIKER H，MCBRIDE A，NEWTON M，et al. Cardiotoxic effects of chemotherapy：a review of both cytotoxic and molecular targeted oncology therapies and their effect on the cardiovascular system [J]. Crit Rev Oncol Hematol，2018，126：186-200.

[2] TRUONG J，YAN A，CRAMAROSSA G，et al. Chemotherapy - induced cardiotoxicity：detection，prevention，and management [J]. Can J Cardiol，2014，30 (8)：869-878.

[3] ZHANG S，LIU X，BAWA-KHALFE T，et al. Identification of the molecular basis of doxorubicin-induced cardiotoxicity [J]. Nat Med，2012，18 (11)：1639-1642.

[4] LIPSHULTZ E S, FRANCO I V, MILLER L T, et al. Cardiovascular disease in adult survivors of childhood cancer [J]. Annu Rev Med, 2015, 66 (1): 161−176.

[5] KAPLAN B, QAZI Y, WELLEN R J. Strategies for the management of adverse events associated with mTOR inhibitors [J]. Transplant Rev (Orlando), 2014, 28 (3): 126−133.

[6] ROLSKI F, BŁYSZCZUK P. Complexity of TNF−α signaling in heart disease [J]. J Clin Med, 2020, 9 (10): 3267.

[7] NATHAN C P, AMIR E, ABDEL−QADIR H. Cardiac outcomes in survivors of pediatric and adult cancers [J]. Can J Cardiol, 2016, 32 (7): 871−880.

[8] SHAH K, YANG E, MAISEL A, et al. The role of biomarkers in detection of cardiotoxicity [J]. Curr Oncol Rep, 2017, 19 (6): 42.

[9] TAJIMA S, YAMAMOTO N, MASUDA S. Clinical prospects of biomarkers for the early detection and/or prediction of organ injury associated with pharmacotherapy [J]. Biochem Pharmacol, 2019, 170: 113664.

[10] CAO T, THONGAM U, JIAN−PING J. Invertebrate troponin: insights into the evolution and regulation of striated muscle contraction [J]. Arch Biochem Biophys, 2019, 666: 40−45.

[11] DÍAZ−GARZÓN J, FERNÁNDEZ−CALLE P, SANDBERG S, et al. Biological variation of cardiac troponins in health and disease: a systematic review and meta−analysis [J]. Clin Chem, 2020, 67 (1): 256−264.

[12] TOBACMAN L. Troponin revealed: uncovering the structure of the thin filament on−off switch in striated muscle [J]. Biophys J, 2021, 120 (1): 1−9.

[13] DIONNE A, KHEIR J, SLEEPER L, et al. Value of troponin testing for detection of heart disease in previously healthy children [J]. J Am Heart Assoc, 2020, 9 (4): e012897.

[14] NLEMADIM A, OKPARA H, ANAH M, et al. Cardiac troponin T reference interval of healthy Nigerian children aged 5−17 years [J]. Niger J Cardiol, 2021, 18: 22−27.

［15］ SMITH J，KARLAFTIS V，HEARPS S，et al. Age partitioned and continuous upper reference limits for Ortho VITROS high sensitivity troponin I in a healthy paediatric cohort ［J］. Clin Chem Lab Med (CCLM)，2022，60 (9)：1449−1454.

［16］ BOHN M K，ADELI K. Comprehensive pediatric reference limits for high−sensitivity cardiac troponin I and NT−proBNP in the CALIPER cohort ［J］. J Appl Lab Med，2023，8 (3)：443−456.

［17］ LV X，PAN C，GUO H，et al. Early diagnostic value of high−sensitivity cardiac troponin T for cancer treatment−related cardiac dysfunction：a meta−analysis ［J］. ESC Heart Fail，2023，10 (4)：2170−2182.

［18］ HENRIKSEN P，HALL P，OIKONOMIDOU O，et al. Rationale and design of the Cardiac CARE Trial：a randomized trial of troponin−guided neurohormonal blockade for the prevention of anthracycline cardiotoxicity ［J］. Circ Heart Fail，2022，15 (7)：e009445.

［19］ MEO L，SAVARESE M，MUNNO C，et al. Circulating biomarkers for monitoring chemotherapy−induced cardiotoxicity in children ［J］. Pharmaceutics，2023，15 (12)：2712.

［20］ DEL CASTILLO S，LLAMEDO C，CAPDEVILLE S，et al. Usefulness of ultra−sensitive troponin to predict anthracyclines and trastuzumab related cardiac dysfunction ［J］. Eur Heart J，2022，43：ehac544.

［21］ CAO Z，JIA Y，ZHU B. BNP and NT−proBNP as diagnostic biomarkers for cardiac dysfunction in both clinical and forensic medicine ［J］. Int J Mol Sci，2019，20 (8)：1820.

［22］ NOUGUé H，MICHEL T，PICARD F，et al. Deconvolution of BNP and NT−proBNP immunoreactivities by mass spectrometry in heart failure and sacubitril/valsartan treatment ［J］. Clin Chem，2023，69 (4)：350−362.

［23］ SEMENOV A G，FEYGINA E E. Standardization of BNP and NT−proBNP immunoassays in light of the diverse and complex nature of circulating BNP−related peptides ［J］. Adv Clin Chem，2018，85：1−30.

[24] MU S, ECHOUFFO−TCHEUGUI J B, NDUMELE C E, et al. NT−proBNP reference intervals in healthy U. S. children, adolescents, and adults [J]. J Appl Lab Med, 2023, 8 (4): 700−712.

[25] PALM J, HOFFMANN G F, KLAWONN F, et al. Continuous, complete and comparable NT − proBNP reference ranges in healthy children [J]. Clin Chem Lab Med (CCLM), 2020, 58: 1509−1516.

[26] WELSH P, CAMPBELL R, MOONEY L, et al. Reference ranges for NT−proBNP (N−terminal pro−B−type natriuretic peptide) and risk factors for higher NT − proBNP concentrations in a large general population cohort [J]. Circ Heart Fail, 2022, 15 (10): e009427.

[27] MICHEL L, RASSAF T, TOTZECK M. Biomarkers for the detection of apparent and subclinical cancer therapy−related cardiotoxicity [J]. J Thorac Dis, 2018, 10 (Suppl 35): S4282−S4295.

[28] CHOVANEC J, CHOVANEC M, CHOVANEC M, et al. Levels of NTproBNP in patients with cancer [J]. Oncol Lett, 2023, 26 (1): 280.

[29] CHAULIN A M. Cardiac troponins: contemporary biological data and new methods of determination [J]. Vasc Health Risk Manag, 2021, 17: 299−316.

[30] FARMAKIS D, MUELLER C, APPLE F. High−sensitivity cardiac troponin assays for cardiovascular risk stratification in the general population [J]. Eur Heart J, 2020, 41 (41): 4050−4056.

[31] CHEN Q, WU W, WANG K, et al. Methods for detecting of cardiac troponin I biomarkers for myocardial infarction using biosensors: a narrative review of recent research [J]. J Thorac Dis, 2023, 15 (9): 5112−5121.

[32] ZELLER T, OJEDA F, BRUNNER F, et al. High−sensitivity cardiac troponin I in the general population−defining reference populations for the determination of the 99th percentile in the Gutenberg Health Study [J]. Clin Chem Lab Med (CCLM), 2015, 53 (5): 699−706.

[33] CLERICO A, CARDINALE D, ZANINOTTO M, et al. High − sensitivity cardiac troponin I and T methods for the early detection of myocardial injury in patients on chemotherapy [J]. Clin Chem Lab Med

(CCLM)，2020，59（3）：513-521.

[34] ANANTHAN K, LYON A. The role of biomarkers in cardio-oncology [J]. J Cardiovasc Transl Res, 2020, 13 (3)：431-450.

[35] LIANG L, CUI C, LV D, et al. Inflammatory biomarkers in assessing severity and prognosis of immune checkpoint inhibitor-associated cardiotoxicity [J]. ESC Heart Fail, 2023, 10 (3)：1907-1918.

[36] TODOROVA V, HSU P, WEI J Y, et al. Biomarkers of inflammation, hypercoagulability and endothelial injury predict early asymptomatic doxorubicin-induced cardiotoxicity in breast cancer patients [J]. Am J Cancer Res, 2020, 10 (9)：2933-2945.

[37] STOPIC B, DRAGICEVIC S, MEDIC-BRKIC B, et al. Biomarkers of uremic cardiotoxicity [J]. Toxins, 2021, 13 (9)：639.

[38] FEST J, RUITER R, IKRAM M A, et al. Reference values for white blood-cell-based inflammatory markers in the Rotterdam Study：a population-based prospective cohort study [J]. Sci Rep, 2018, 8 (1)：10566.

[39] PASSOS I, VASCONCELOS-MORENO M P, COSTA L G, et al. Inflammatory markers in post-traumatic stress disorder：a systematic review, meta-analysis, and meta-regression [J]. Lancet Psychiatry, 2015, 2 (11)：1002-1012.

[40] BRUNNER P, HE H, PAVEL A, et al. The blood proteomic signature of early-onset pediatric atopic dermatitis shows systemic inflammation and is distinct from adult long-standing disease [J]. J Am Acad Dermatol, 2019, 81 (2)：510-519.

[41] KARIMI-GALOUGAHI K, ANTONIADES C, NICHOLLS S, et al. Redox biomarkers in cardiovascular medicine [J]. Eur Heart J, 2015, 36 (25)：1576-1582.

[42] KONG A S Y, LAI K, HEE C, et al. Oxidative stress parameters as biomarkers of cardiovascular disease towards the development and progression [J]. Antioxidants, 2022, 11 (6)：1175.

[43] MARROCCO I, ALTIERI F, PELUSO I. Measurement and clinical significance of biomarkers of oxidative stress in humans [J]. Oxid Med Cell Longev, 2017, 2017：6501046.

[44] FRIJHOFF J, WINYARD P, ZARKOVIĆN, et al. Clinical relevance of biomarkers of oxidative stress [J]. Antioxid Redox Signal, 2015, 23 (14): 1144−1170.

[45] ERYILMAZ U, DEMIRCI B, AKSUN S, et al. S100A1 as a potential diagnostic biomarker for assessing cardiotoxicity and implications for the chemotherapy of certain cancers [J]. PLoS One, 2015, 10 (12): e0145418.

[46] CARDINALE D, SANDRI M T. Detection and monitoring of cardiotoxicity by using biomarkers: pros and cons remarks on the international colloquium on cardioncology [J]. Prog Pediatr Cardiol, 2015, 39 (2A): 77−84.

[47] GONG F, CASCINO G J, MURTAGH G, et al. Circulating biomarkers for cardiotoxicity risk prediction [J]. Curr Treat Options Oncol, 2021, 22 (6): 46.

[48] GROVER A, SHARMA P. Development and use of molecular markers: past and present [J]. Crit Rev Biotechnol, 2016, 36 (2): 290−302.

[49] WISHART D, BARTOK B, OLER E, et al. MarkerDB: an online database of molecular biomarkers [J]. Nucleic Acids Res, 2020, 49 (D1): D1259−D1267.

[50] JIMENEZ I, CHICARD M, COLMET−DAAGE L, et al. Circulating tumor DNA analysis enables molecular characterization of pediatric renal tumors at diagnosis [J]. Int J Cancer, 2019, 144 (1): 68−79.

[51] BOHN M K, STEELE S, HALL A, et al. Cardiac biomarkers in pediatrics: an undervalued resource [J]. Clin Chem, 2021, 67 (7): 947−958.

第五章　化疗对左心功能的影响

左心功能障碍和心力衰竭是肿瘤化疗过程中相对常见和严重的不良反应。不同化疗药物对左心功能的影响存在差异。研究显示，接受蒽环类药物和（或）纵隔放疗的肿瘤长期幸存者发生心力衰竭的风险相比于对照组增加了15倍。对于存在潜在心血管风险的老年患者，发生心力衰竭的短期风险也有所增加。TKI同样可以引起左心功能障碍或心力衰竭，对于存在心血管危险因素的肿瘤患者风险更高。

一、蒽环类药物对左心功能的影响

蒽环类药物因其显著的抗肿瘤效果而被广泛使用，但它们也可能引起心脏毒性，这种毒性通常是剂量依赖性的。接受蒽环类药物治疗的乳腺癌患者，充血性心力衰竭或心源性死亡的3年发生率为3%，而在未接受化疗的年龄匹配对照组中，这一比例为1%。

接受蒽环类药物治疗的患者中，LVEF降低总发生率高达9%，而接受蒽环类药物治疗的儿童肿瘤幸存者中，LVEF降低发生率为1%~6%，左心室短轴缩短率（left ventricle shortening fraction，LVSF）降低发生率为0.3%~30.0%。

接受蒽环类药物治疗的儿童肿瘤幸存者中，亚临床心脏毒性的发生率为0~57%，心力衰竭的发生率为0~16%，左心室舒张功能障碍的发生率为11%，其中8.7%的患者LVEF正常。蒽环类药物导致左心室收缩功能障碍可能存在多因素。在暴露于蒽环类药物后，心肌细胞可能迅速凋亡，伴随间质纤维化，进而出现心律失常和心力衰竭。化疗引起的心肌损伤可能导致心肌壁水肿，导致左心室后壁厚度显著增加。化疗后全身血管阻力增加和动脉僵硬度增加，可能导致左心室收缩功能降低。对于血液恶性肿瘤患者，贫血、败血症和过度水化等，均可能成为左心室功能障碍的重要影响因素。

鉴于蒽环类药物晚期心脏毒性的高发生率，国际指南推荐接受蒽环类药物或涉及心脏放疗的肿瘤幸存者每 3~5 年进行一次超声心动图筛查。儿童亚临床心脏损伤的早期检测，有利于临床医生给予积极处理，促进心脏的功能恢复和结构重塑，可以防止心肌疾病进展为临床心力衰竭。目前该领域的研究热点主要集中在肿瘤化疗后的早期心脏毒性。例如，将斑点追踪超声心动图（two-dimensional speckle tracking echocardiography，2D-STE）和组织多普勒成像（tissue doppler imaging，TDI）用于儿童肿瘤幸存者蒽环类药物相关心脏毒性的早期检测。其他关于急性心脏毒性和早期心脏毒性的研究中，采用不同心脏毒性定义的患病率各不相同：收缩功能障碍（0~56.4%）、舒张功能障碍（30%~100%）、超声心动图和（或）临床参数的组合（0~38.1%）、临床症状（0~25.5%）和生物标志物水平（0~37.5%）。但各研究均证实蒽环类药物剂量是一个重要的危险因素。未来尚需统一的国际指南来定义肿瘤治疗中不同阶段的心脏毒性，并制订相应的标准进行心功能监测。

二、靶向治疗对左心功能的影响

HER2 是乳腺癌的一个重要预后指标。HER2 过表达的乳腺癌患者往往在确诊时已处于晚期，这类患者的无病生存期和总生存期显著缩短。曲妥珠单抗是一种重组人源化单克隆抗体，专门针对 HER2，通过结合 HER2 蛋白的细胞外区域并阻断其信号传导来抑制肿瘤细胞的生长。当曲妥珠单抗与辅助化疗联合使用时，可以分别降低 50% 的复发风险和 33% 的死亡风险。

尽管曲妥珠单抗通常耐受性良好，但其可能引起的心脏毒性也不容忽视。曲妥珠单抗相关心脏毒性中，充血性心力衰竭的发生率为 1.9%，无症状的 LVEF 下降的发生率为 7.5%，而在其他观察性研究中，这些心脏毒性的发病率可能更高。

曲妥珠单抗对 HER2 的确切作用机制尚未完全明了，可能涉及多种细胞途径，其对心肌细胞的作用机制也仍在研究之中。HER2 及其所在的 ErbB 家族酪氨酸激酶受体在心肌细胞的发育和增殖中扮演着重要角色。曲妥珠单抗可能通过阻断下游的细胞信号传导影响细胞代谢，导致肌节破坏、细胞增殖受损和生存能力下降。研究显示，线粒体功能障碍和心肌细胞能量代谢异常可能是曲妥珠单抗诱导心肌病的主要驱动因素。心肌细胞中 HER2 的阻断可能导致活性氧的过度产生，随时间积累，这些有害的活性氧可能导致心肌细胞损伤和凋亡，最终引发心功能障碍。因此，心肌细胞数量的减少可能导致 LVEF 下降，进而可能引起充血性心力衰竭。

曲妥珠单抗相关心脏毒性通常在开始治疗后的 28.5 周内出现，大约是在第 10 次曲妥珠单抗治疗期间。当曲妥珠单抗与蒽环类药物联合使用时，可能会进一步增加左心功能受损的风险。与仅接受蒽环类药物治疗的患者相比，接受曲妥珠单抗联合蒽环类药物治疗的患者心功能障碍和症状性心力衰竭的风险增加了 27%。

随着早期乳腺癌治疗策略的优化（如避免同时使用曲妥珠单抗和蒽环类药物）及常规心功能监测的开展，治疗的安全性得到了显著提升。在持续损伤的背景下，HER2 信号在心肌细胞中的作用不容忽视，如蒽环类药物与曲妥珠单抗的联合使用可能导致心脏损伤的双重打击，即蒽环类药物引发氧化损伤的过程，而曲妥珠单抗阻断了细胞修复所需的神经调节蛋白和 HER2 下游信号。

针对 HER2 靶向治疗相关心脏毒性，诊断可以结合新的心血管症状、影像学检查和生物标志物。接受抗肿瘤治疗的患者可能会出现症状性 CTRCD 或无症状性 CTRCD。根据 2021 年《ESC 急性和慢性心力衰竭诊断和治疗指南》，针对 CTRCD 的具体建议如下：

（1）对于所有 CTRCD 患者，建议采用多学科团队指导临床决策。

（2）对于中度或重度症状性 CTRCD 或严重无症状性 CTRCD（LVEF<40%）的患者，建议暂时中断治疗。

（3）中度无症状性 CTRCD 患者（LVEF 40%～49%），应继续进行 HER2 靶向治疗，并建议进行心脏保护治疗（ACEI/ARB 和 β 受体阻滞剂），并监测心功能。

（4）轻度无症状性 CTRCD 患者［LVEF≥50%，伴有新的整体纵向应变（global longitudinal strain，GLS）显著降低和（或）心脏生物标志物升高］，建议继续 HER2 靶向治疗，并给予心脏保护治疗（ACEI/ARB、β 受体阻滞剂）。

三、免疫检查点抑制剂对左心功能的影响

免疫检查点抑制剂（immune checkpoint inhibitor，ICI）在多种肿瘤治疗中显示出显著的临床效果，能够延长患者总生存期，已被美国 FDA 批准用于多种恶性肿瘤的治疗。随着 ICI 在肿瘤治疗中的广泛应用，符合适应证的患者比例从 2011 年的 1.5% 增长至 2018 年的 43.6%。然而，ICI 相关心脏毒性也日益受到关注。越来越多的证据表明，免疫检查点在维持心肌稳态中发挥关键作用，抑制这些通路可能导致自身免疫性心脏毒性。ICI 相关心肌炎的病死率

为 35%~50%，而接受 ICI 治疗的患者发生主要心脏不良事件的风险增加 4 倍，包括心血管死亡、心搏骤停、心源性休克和血流动力学异常的完全性心脏传导阻滞。

ICI 相关心脏毒性可能影响心脏的任何部分，包括炎症介导和非炎症介导两种方式。炎症介导性心脏毒性包括心肌炎、心包炎、血管炎及无心肌炎的左心室功能障碍。非炎症介导性心脏毒性包括非炎症性左心室功能障碍、类 Tako-Tsubo 综合征、冠状动脉痉挛和心律失常。与程序性死亡受体 1 （programmed death-1，PD-1）抑制剂相比，接受抗细胞毒性 T 细胞相关蛋白 4 （cytotoxic T-lymphocyte associated antigen 4，CTLA-4）单克隆抗体治疗的患者中，心脏毒性的免疫相关不良事件发生率更高。此外，与接受 ICI 单药治疗的患者相比，接受联合 ICI 治疗的患者的心脏毒性发病率和死亡率更高。

ICI 相关心肌炎的一种可能机制是 ICI 通过干扰心脏中的 CTLA-4 和 PD-1 信号传导，降低 T 细胞激活的阈值，从而破坏外周免疫耐受。抗 CTLA-4 单克隆抗体可能导致固有表达 CTLA-4 的调节性 T 细胞（Treg）数量大幅减少，增强心脏反应性 T 细胞的激活。使用 PD-1 抑制剂可能进一步加剧心脏炎症，影响左心功能。ICI 相关心肌炎的另一种可能机制是肿瘤和心肌细胞具有同源抗原，导致 T 细胞的克隆性扩增。有研究报告了在接受纳武利尤单抗和伊匹单抗联合治疗的患者中发生的致命性心肌炎。

ICI 相关心肌炎作为严重危及生命的不良反应日益受到关注。但 ICI 治疗后心功能障碍相关研究较少。在一项队列研究中观察到 CTRCD 的高发病率（23%）。基线超声心动图评估将有助于识别心脏毒性风险患者，并有助于心脏毒性患者的管理。为准确评估 CTRCD 的真实发病率，有必要在接受 ICI 治疗的人群中常规行超声心动图监测，包括基线和随访。

四、嵌合抗原受体 T 细胞和肿瘤浸润淋巴细胞疗法对左心功能的影响

在过去的几十年中，肿瘤治疗已经从传统的手术、放疗和化疗迅速发展到靶向治疗和免疫治疗的新阶段。其中，过继细胞疗法（adoptive cell therapy，ACT），尤其是嵌合抗原受体 T 细胞（chimeric antigen receptor T cell，CAR-T）疗法，标志着免疫治疗领域的一大进展。CAR-T 是一种经过工程化设计的重组融合蛋白，能够识别肿瘤特异性抗原，激活 T 细胞，进而破坏

靶细胞。目前，最广泛应用的CAR-T疗法是针对CD19的，该抗原在B细胞恶性肿瘤中普遍高表达。针对CD19的CAR-T疗法在治疗复发/难治性的血液恶性肿瘤中展现了显著的临床疗效，对受影响的患者产生了重大影响。

然而，CAR-T疗法也可能带来显著的不良反应。虽然细胞因子释放综合征（cytokine release syndrome，CRS）和神经毒性是最为人所知的，但CAR-T疗法后的心脏毒性也日益受到关注。CAR-T疗法的临床试验中观察到10%～36%的患者发生了心血管事件，包括心动过速、低血压、心律失常、左心室收缩功能下降、心源性休克和死亡。Burstein等对98名儿童和年轻成人患者的回顾性分析显示，在接受CAR-T疗法的复发/难治性急性淋巴细胞白血病患者中，约25%出现了需要使用正性肌力药物支持的低血压，平均发病时间为治疗后4.6天。其中，21人使用了托珠单抗和（或）糖皮质激素，10人出现新的左心室收缩功能障碍，6人接受了米力农的心脏支持治疗，6人心电图上出现了新的ST段变化。然而，仅7人（7%）在出院时与基线相比出现了新的左心室功能障碍，其中6人在6个月随访时已恢复正常。

Alvi等发表的一项回顾性研究评估了接受CAR-T疗法的137例成人患者的心血管事件发生情况，59%的患者出现了CRS，21%～54%的患者出现心脏毒性（cTnT和cTnI升高、左心室收缩功能下降）。12%的患者出现了心血管事件，包括6例心血管源性死亡、6例心力衰竭失代偿和5例心律失常。发生CRS后，如不及时使用托珠单抗会显著增加心脏毒性的发生风险。

Shalabi等描述了CRS对52名接受CAR-T疗法的儿童和年轻成人患者心功能的影响。37例发生CRS，21例需要转移到重症监护室（intensive care unit，ICU），9例需要使用血管活性药物。CAR-T疗法的心脏毒性是由于CRS导致的广泛免疫和炎症途径的活化。活化的CART细胞产生的脱靶效应可能直接造成心脏损伤。在一篇关于黑色素瘤相关抗原3（melanoma-associated antigen A3，MAGE-A3）的接受CAR-T疗法的病例报告中，对2名死于心源性休克患者的心脏组织病理学检查显示，有明显的心肌细胞坏死和T细胞浸润。而其他器官组织的评估并未发现T细胞浸润，这表明MAGE-A3 CAR-T细胞对心肌具有特异性的交叉反应性。

尽管回顾性分析已经确定了CAR-T疗法与心脏毒性之间的相关性，但这一心脏毒性的危险因素和病理生理学机制尚未确立，需要进一步探讨。

参考文献

［1］ BOJAN A, TOROK — VISTAI T, PARVU A. Assessment and management of cardiotoxicity in hematologic malignancies ［J］. Dis Markers, 2021, 2021: 6616265.

［2］ CARDINALE D, COLOMBO A, BACCHIANI G, et al. Early detection of anthracycline cardiotoxicity and improvement with heart failure therapy ［J］. Circulation, 2015, 131 (22): 1981—1988.

［3］ NEILAN T G, JASSAL D S, PEREZ — SANZ T M, et al. Tissue doppler imaging predicts left ventricular dysfunction and mortality in a murine model of cardiac injury ［J］. Eur Heart J, 2006, 27 (18): 1868—1875.

［4］ FEIJEN E, FONT—GONZALEZ A, VANDERPAL H J H, et al. Risk and temporal changes of heart failure among 5 — year childhood cancer curvivors: a DCOG—LATER Study ［J］. J Am Heart Assoc, 2019, 8 (1): e009122.

［5］ FIDLER M M, REULEN R C, HENSON K, et al. Population—based long — term cardiac — specific mortality among 34, 489 five — year survivors of childhood cancer in Great Britain ［J］. Circulation, 2017, 135 (10): 951—963.

［6］ CHOW E J, LEGER K J, BHATT N S, et al. Paediatric cardio — oncology: epidemiology, screening, prevention, and treatment ［J］. Cardiovasc Res, 2019, 115 (5): 922—934.

［7］ MERKX R, LEERINK J M, DE BAAT E C, et al. Asymptomatic systolic dysfunction on contemporary echocardiography in anthracycline—treated long—term childhood cancer survivors: a systematic review ［J］. J Cancer Surviv, 2022, 16 (2): 338—352.

［8］ MELE D, NARDOZZA M, SPALLAROSSA P, et al. Current views on anthracycline cardiotoxicity ［J］. Heart Fail Rev, 2016, 21 (6): 621—634.

［9］ HO E, BROWN A, BARRETT P, et al. Subclinical anthracycline — and trastuzumab — induced cardiotoxicity in the long — term follow — up of asymptomatic breast cancer survivors: a speckle tracking echocardiographic study ［J］. Heart, 2010, 96 (15): 701—707.

[10] PLANA J C, GALDERISI M, BARAC A, et al. Expert consensus for multimodality imaging evaluation of adult patients during and after cancer therapy: a report from the American Society of Echocardiography and the European Association of Cardiovascular Imaging [J]. J Am Soc Echocardiogr, 2014, 27 (9): 911-939.

[11] EWER M S, LIPPMAN S M. Type II chemotherapy-related cardiac dysfunction: time to recognize a new entity [J]. J Clin Oncol, 2005, 23 (26): 2900-2902.

[12] KHOURI M G, DOUGLAS P S, MACKEY J R, et al. Cancer therapy-induced cardiac toxicity in early breast cancer: addressing the unresolved issues [J]. Circulation, 2012, 126 (25): 2749-2763.

[13] THAVENDIRANATHAN P, ABDEL-QADIR H, FISCHER H D, et al. Breast cancer therapy-related cardiac dysfunction in adult women treated in routine clinical practice: a population-based cohort study [J]. J Clin Oncol, 2016, 34 (21): 2239-2246.

[14] KREMER L C, VAN DER PAL H J, OFFRINGA M, et al. Frequency and risk factors of subclinical cardiotoxicity after anthracycline therapy in children: a systematic review [J]. Ann Oncol, 2002, 13 (6): 819-829.

[15] ARMSTRONG G T, JOSHI V M, NESS K K, et al. Comprehensive echocardiographic detection of treatment-related cardiac dysfunction in adult survivors of childhood cancer: results from the St. Jude Lifetime Cohort Study [J]. J Am Coll Cardiol, 2015, 65 (23): 2511-2522.

[16] HUMMEL M, DANSEL M, KOLLMAN F, et al. Long-term surveillance of heart-transplanted patients: noninvasive monitoring of acute rejection episodes and transplant vasculopathy [J]. Transpl Proc, 2001, 33 (7-8): 3539-3542.

[17] HERCEG-CAVRAK V, AHEL V, BATINICA M, et al. Increased arterial stiffness in children treated with anthracyclines for malignant disease [J]. Coll Antropol, 2011, 35 (2): 389-395.

[18] HORWICH T B, FONAROW G C, HAMILTON M A, et al. Anemia is associated with worse symptoms, greater impairment in functional capacity and a significant increase in mortality in patients with advanced

heart failure [J]. J Am Coll Cardiol, 2002, 39 (5): 1780−1786.

[19] BASU S, FRANK L H, FENTON K E, et al. Two − dimensional speckle tracking imaging detects impaired myocardial performance in children with septic shock, not recognized by conventional echocardiography [J]. Pediatr Crit Care Med, 2012, 13 (3): 259−264.

[20] ABDEL − HADY H E, MATTER M K, EL − ARMAN M M. Myocardial dysfunction in neonatal sepsis: a tissue doppler imaging study [J]. Pediatr Crit Care Med, 2012, 13 (3): 318−323.

[21] VALLE R, ASPROMONTE N, MILANI L, et al. Optimizing fluid management in patients with acute decompensated heart failure (ADHF): the emerging role of combined measurement of body hydration status and brain natriuretic peptide (BNP) levels [J]. Heart Fail Rev, 2011, 16 (5): 519−529.

[22] EHRHARDT M J, KRULL K R, BHAKTA N, et al. Improving quality and quantity of life for childhood cancer survivors globally in the twenty − first century [J]. Nat Rev Clin Oncol, 2023, 20 (10): 678−696.

[23] TAN T C, SCHERRER−CROSBIE M. Assessing the cardiac toxicity of chemotherapeutic agents: role of echocardiography [J]. Curr Cardiovasc Imaging Rep, 2012, 5 (6): 403−409.

[24] SLAMON D J, LEYLAND − JONES B, SHAK S, et al. Use of chemotherapy plus a monoclonal antibody against HER2 for metastatic breast cancer that overexpresses HER2 [J]. N Engl J Med, 2001, 344 (11): 783−792.

[25] MARIANI G, FASOLO A, DE BENEDICTIS E, et al. Trastuzumab as adjuvant systemic therapy for HER2−positive breast cancer [J]. Nat Clin Pract Oncol, 2009, 6 (2): 93−104.

[26] SANDOO A, KITAS G D, CARMICHAEL A R. Endothelial dysfunction as a determinant of trastuzumab−mediated cardiotoxicity in patients with breast cancer [J]. Anticancer Res, 2014, 34 (3): 1147−1151.

[27] SENDUR M A N, AKSOY S, ALTUNDAG K. Cardiotoxicity of novel HER2 − targeted therapies [J]. Curr Med Res Opin, 2013, 29 (8):

1015-1024.

[28] CHIEN J, RUGO H S. The cardiac safety of trastuzumab in the treatment of breast cancer [J]. Expert Opin Drug Saf, 2010, 9 (3): 335-346.

[29] ONITILO A A, ENGEL J M, STANKOWSKI R V. Cardiovascular toxicity associated with adjuvant trastuzumab therapy: prevalence, patient characteristics, and risk factors [J]. Ther Adv Drug Saf, 2014, (2): 154-166.

[30] CHEN T, XU T, LI Y, et al. Risk of cardiac dysfunction with trastuzumab in breast cancer patients: a meta-analysis [J]. Cancer Treat Rev, 2011, 37 (2): 312-320.

[31] TARANTINI L, CIOFFI G, GORI S, et al. Trastuzumab adjuvant chemotherapy and cardiotoxicity in real-world women with breast cancer [J]. J Cardiac Fail, 2012, 18 (2): 113-119.

[32] ZEGLINSKI M, LUDKE A, JASSAL D S, et al. Trastuzumab-induced cardiac dysfunction: a "dual-hit" [J]. Exp Clin Cardiol, 2011, 16 (3): 70-74.

[33] TANG G H, ACUNA S A, SEVICK L, et al. Incidence and identification of risk factors for trastuzumab-induced cardiotoxicity in breast cancer patients: an audit of a single "real-world" setting [J]. Med Oncol, 2017, 34 (9): 154.

[34] CRONE S A, ZHAO Y Y, FAN L, et al. ErbB2 is essential in the prevention of dilated cardiomyopathy [J]. Nat Med, 2002, 8 (5): 459-465.

[35] BARISH R, GATES E, BARAC A. Trastuzumab-induced cardiomyopathy [J]. Cardiol Clin, 2019, 37 (4): 407-418.

[36] CARDINALE D, COLOMBO A, LAMANTIA G, et al. Anthracycline-induced cardiomyopathy: clinical relevance and response to pharma-cologic therapy [J]. J Am Coll Cardiol, 2010, 55 (3): 213-220.

[37] MODI S, SAURA C, YAMASHITA T, et al. Trastuzumab der-uxtecan in previously treated HER2-positive breast cancer [J]. N Engl J Med, 2020, 382 (7): 610-621.

[38] HUSSAIN Y, DRILL E, DANG C T, et al. Cardiac outcomes of tras—tuzumab therapy in patients with HER2—positive breast cancer and reduced left ventricular ejection fraction [J]. Breast Cancer Res Treat, 2019, 175 (1): 239—246.

[39] LEONG D P, COSMAN T, ALHUSSEIN M M, et al. Safety of continuing trastuzumab despite mild cardiotoxicity: a phase Ⅰ trial [J]. JACC CardioOncol, 2019, 1 (1): 1—10.

[40] OMLAND T, HECK S L, GULATI G. The role of cardioprotection in cancer therapy cardiotoxicity: JACC: CardioOncology state—of—the—art review [J]. JACC CardioOncol, 2022, 4 (1): 19—37.

[41] GONG J, CHEHRAZI—RAFFLE A, REDDI S, et al. Development of PD1 and PD—L1 inhibitors as a form of cancer immunotherapy: a comprehensive review of registration trials and future considerations [J]. J Immunother Cancer, 2018, 6 (1): 8.

[42] HASLAM A, PRASAD V. Estimation of the percentage of US patients with cancer who are eligible for and respond to checkpoint inhibitor immunotherapy drugs [J]. JAMA Netw Open, 2019, 2 (5): e192535.

[43] VARRICCHI G, MARONE G, MERCURIO V, et al. Immune checkpoint inhibitors and cardiac toxicity: an emerging issue [J]. Curr Med Chem, 2018, 25 (11): 1327—1339.

[44] MIR H, ALHUSSEIN M, ALRASHIDI S, et al. Cardiac complications associated with checkpoint inhibition: a systematic review of the literature in an important emerging area [J]. Can J Cardiol, 2018, 34 (8): 1059—1068.

[45] NEILAN T G, JOHNSON D B, MOSLEHI J J. Cardiovascular toxicities associated with cancer immunotherapies [J]. Curr Cardiol Rep, 2017, 19 (3): 21.

[46] MAHMOOD S S, FRADLEY M G, COHEN J V, et al. Myocarditis in patients treated with immune checkpoint inhibitors [J]. J Am Coll Cardiol, 2018, 71 (16): 1755—1764.

[47] LYON A R, YOUSAF N, BATTISTI N M, et al. Immune checkpoint inhibitors and cardiovascular toxicity [J]. Lancet Oncol, 2018, 19 (9): e447—e458.

[48] ROTH M E, MULUNEH B, JENSEN B C, et al. Left ventricular dysfunction after treatment with ipilimumab for metastatic melanoma [J]. Am J Ther, 2016, 23 (6): e1925-e1928.

[49] GEISLER B P, RAAD R A, ESAIAN D, et al. Apical ballooning and cardiomyopathy in a melanoma patient treated with ipilimumab: a case of takotsubo-like syndrome [J]. J Immunother Cancer, 2015, 3 (1): 4.

[50] TAWBI H A, FORSYTH P A, ALGAZI A, et al. Combined nivolumab and ipilimumab in melanoma metastatic to the brain [J]. N Engl J Med, 2018, 379 (8): 722-730.

[51] SALEM J E, MANOUCHEHRI A, MOEY M, et al. Cardiovascular toxicities associated with immune checkpoint inhibitors: an observational, retrospective, pharmacovigilance study [J]. Lancet Oncol, 2018, 19 (12): 1579-1589.

[52] JOHNSON D B, BALKO J M, COMPTON M L, et al. Fulminant myocarditis with combination immune checkpoint blockade [J]. N Engl J Med, 2016, 375 (18): 1749-1755.

[53] ZAMORANO J L, LANCELLOTTI P, MUÑOZ D R, et al. 2016 ESC Position Paper on cancer treatments and cardiovascular toxicity developed under the auspices of the ESC Committee for practice guidelines [J]. Eur Heart J, 2016, 37 (36): 2768-2780.

[54] BRAHMER J R, LACCHETTI C, SCHNEIDER B J, et al. Management of immune-related adverse events in patients treated with immune checkpoint inhibitor therapy: American Society of Clinical Oncology clinical practice guideline [J]. J Clin Oncol, 2018, 36 (17): 1714-1768.

[55] PERICA K, VARELA J C, OELKE M, et al. Adoptive T cell immunotherapy for cancer [J]. Rambam Maimonides Med J, 2015, 6 (1): e0004.

[56] FITZGERALD J C, WEISS S L, MAUDE S L, et al. Cytokine release syndrome after chimeric antigen receptor T cell therapy for acute lymphoblastic leukemia [J]. Crit Care Med, 2017, 45 (2): e124-e131.

[57] BURSTEIN D S, MAUDE S, GRUPP S, et al. Cardiac profile of chimeric antigen receptor T cell therapy in children: a single-institution

experience [J]. Biol Blood Marrow Transplant, 2018, 24 (8): 1590-1595.

[58] ALVI R M, FRIGAULT M J, FRADLEY M G, et al. Cardiovascular events among adults treated with chimeric antigen receptor T－cells (CAR－T) [J]. J Am Coll Cardiol, 2019, 74 (25): 3099-3108.

[59] LEFEBVRE B, KANG Y, SMITH A M, et al. Cardiovascular effects of CAR－T cell therapy: a retrospective study [J]. JACC CardioOncol, 2020, 2 (2): 193-203.

[60] SHALABI H, SACHDEV V, KULSHRESHTHA A, et al. Impact of cytokine release syndrome on cardiac function following CD19 CAR－T cell therapy in children and young adults with hematological malignancies [J]. J Immunother Cancer, 2020, 8 (2): e001159.

[61] GANATRA S, REDD R, HAYEK S S, et al. Chimeric antigen receptor T－cell therapy－associated cardiomyopathy in patients with refractory or relapsed non－Hodgkin lymphoma [J]. Circulation, 2020, 142 (17): 1687-1690.

[62] BRUDNO J N, KOCHENDERFER J N. Recent advances in CAR－T－cell toxicity: mechanisms, manifestations and management [J]. Blood Rev, 2019, 34: 45-55.

[63] ASNANI A. Cardiotoxicity of immunotherapy: incidence, diagnosis, and management [J]. Curr Oncol Rep, 2018, 20 (6): 44.

[64] LINETTE G P, STADTMAUER E A, MAUS M V, et al. Cardiovascular toxicity and titin cross－reactivity of affinity－enhanced T cells in myeloma and melanoma [J]. Blood, 2013, 122 (6): 863-871.

[65] DANDOY C E, DAVIES S M, HIRSCH R, et al. Abnormal echocardiography 7 days after stem cell transplantation may be an early indicator of thrombotic microangiopathy [J]. Biol Blood Marrow Transplant, 2015, 21: 113-118.

[66] ROTZ S J, RYAN T D, JODELE S, et al. The injured heart: early cardiac effects of hematopoietic stem cell transplantation in children and young adults [J]. Bone Marrow Transplant, 2017, 52 (8): 1171-1179.

[67] PFEIFFER T, ROTZ S, RYAN T, et al. Pericardial effusion requiring surgical intervention after stem cell transplantation: a case series [J].

Bone Marrow Transplant，2016，52（4）：630－633.

[68] UDERZO C，PILLON M，CORTI P，et al. Impact of cumulative anthracycline dose，preparative regimen and chronic graft－versus－host disease on pulmonary and cardiac function in children 5 years after allogeneic hematopoietic stem cell transplantation：a prospective evaluation on behalf of the EBMT Pediatric Diseases and Late Effects Working Parties [J]. Bone Marrow Transplant，2007，39（11）：667－675.

[69] FUJIMAKI K，MARUTA A，YOSHIDA M，et al. Severe cardiac toxicity in hematological stem cell transplantation：predictive value of reduced left ventricular ejection fraction [J]. Bone Marrow Transplant，2001，27（3）：307－310.

[70] LEHMANN S，ISBERG B，LJUNGMAN P，et al. Cardiac systolic function before and after hematopoietic stem cell transplantation [J]. Bone Marrow Transplant，2000，26（2）：187－192.

[71] YEH E T，TONG A T，LENIHAN D J，et al. Cardiovascular complications of cancer therapy diagnosis，pathogenesis，and management [J]. Circulation，2004，109（25）：3122－3131.

[72] FARACI M，BÉKÁSSY A N，FAZIO V，et al. Non－endocrine late complications in children after allogeneic haematopoietic SCT [J]. Bone Marrow Transplant，2008，41（Suppl 2）：S49－S57.

[73] MURBRAECH K，SMELAND K B，HOLTE H，et al. Heart failure and asymptomatic left ventricular systolic dysfunction in lymphoma survivors treated with autologous stem－cell transplantation：a national cross－sectional study [J]. J Clin Oncol，2015，33（24）：2683－2691.

[74] OEFFINGER K C，MERTENS A C，SKLAR C A，et al. Chronic health conditions in adult survivors of childhood cancer [J]. N Engl J Med，2006，355（15）：1572－1582.

[75] REULEN R C，WINTER D L，FROBISHER C，et al. Long－term cause－specific mortality among survivors of childhood cancer [J]. JAMA，2010，304（2）：172－179.

[76] KREMER L C，VAN DALEN E C，OFFRINGA M，et al. Frequency and risk factors of anthracycline－induced clinical heart failure in

children: a systematic review [J]. Ann Oncol, 2002, 13 (4): 503—512.

[77] MURDYCH T, WEISDORF D J. Serious cardiac complications during bone marrow transplantation at the University of Minnesota, 1977 — 1997 [J]. Bone Marrow Transplant, 2001, 28 (3): 283—287.

[78] GOLDBERG M A, ANTIN J H, GUINAN E C, et al. Cyclophosphamide cardiotoxicity: an analysis of dosing as a risk factor [J]. Blood, 1986, 68 (5): 1114—1118.

[79] SCHMEISER T, STEFANIC M, SCHMEISER T, et al. Cardiac toxicity of bone marrow transplantation: predictive value of cardiologic evaluation before transplant [J]. J Clin Oncol, 1994, 12 (5): 998—1004.

[80] ROBERTS R W. Cyclophosphamide—induced cardiomyopathy: a report of two cases and review of the English literature [J]. Cancer, 1979, 43 (6): 2223—2226.

[81] GOTTDIENER J S, APPELBAUM F R, FERRANS V J, et al. Cardiotoxicity associated with high — dose cyclophosphamide therapy [J]. Arch Intern Med, 1981, 141 (6): 758—763.

[82] APPELBAUM F, STRAUCHEN J A, GRAW JR R G, et al. Acute lethal carditis caused by high—dose combination chemotherapy. A unique clinical and pathological entity [J]. Lancet, 1976, 1 (7950): 58—62.

[83] STEINHERZ L J, STEINHERZ P G, MANGIACASALE D, et al. Cardiac changes with cyclophosphamide [J]. Med Pediatr Oncol, 1981, 9: 417—422.

[84] ARMENIAN S H, CHOW E J. Cardiovascular disease in survivors of hematopoietic cell transplantation [J]. Cancer, 2014, 120 (4): 469—479.

[85] CHOW E J, MUELLER B A, BAKER K S, et al. Cardiovascular hospitalizations and mortality among recipients of hematopoietic stem cell transplantation [J]. Ann Intern Med, 2011, 155 (1): 21—32.

[86] DALY K P, COLAN S D, BLUME E D, et al. Changes in echocardiographic measures of systolic and diastolic function in children 1 year after hematopoietic SCT [J]. Bone Marrow Transplant, 2011,

46 (12): 1532—1539.

[87] ARMENIAN S H, SUN C L, MILLS G, et al. Predictors of late cardiovascular complications in survivors of hematopoietic cell transplantation [J]. Biol Blood Marrow Transplant, 2010, 16 (8): 1138—1144.

[88] GETZ K D, SUNG L, KY B, et al. Occurrence of treatment—related cardiotoxicity and its impact on outcomes among children treated in the AAML0531 Clinical Trial: a report from the children's oncology group [J]. J Clin Oncol, 2019, 37 (1): 12—21.

[89] LEERINK J M, DE BAAT E C, FEIJEN E A M, et al. Cardiac disease in childhood cancer survivors: Risk prediction, prevention, and surveillance: JACC CardioOncology state—of—the—art review [J]. JACC CardioOncol, 2020, 2 (3): 36378.

[90] LEERINK J M, VERKLEIJ S J, FEIJEN E A M, et al. Biomarkers to diagnose ventricular dysfunction in childhood cancer survivors: a systematic review [J]. Heart, 2019, 105 (3): 210—216.

[91] SALEH T A, AL—RUBAYE A S, NOORI A S, et al. Assessment of anthracycline—induced long—term cardiotoxicity in patients with hematological malignancies [J]. J Hematol, 2019, 8 (2): 63—68.

[92] SWAIN S M, WHALEY F S, EWER M S. Congestive heart failure in patients treated with doxorubicin: a retrospective analysis of three trials [J]. Cancer, 2003, 97 (11): 28692879.

[93] IQUBAL A, HAQUE S E, SHARMA S, et al. Clinical updates on drug—induced cardiotoxicity [J]. Int J Pharm Sci Res, 2018, 9: 16—26.

[94] KOUWENBERG T W, VAN DALEN E C, FEIJEN E A M, et al. Acute and early—onset cardiotoxicity in children and adolescents with cancer: a systematic review [J]. BMC Cancer, 2023, 23 (1): 866.

[95] TJEERDSMA G, MEINARDI MT, VAN DER GRAAF W T, et al. Early detection of anthracycline induced cardiotoxicity in asymptomatic patients with normal left ventricular systolic function: autonomic versus echocardiographic variables [J]. Heart, 1999, 81 (4): 419—423.

［96］ CIVELLI M，CARDINALE D，MARTINONI A，et al. Early reduction in left ventricular contractile reserve detected by dobutamine stress echo predicts high－dose chemotherapy－induced cardiac toxicity ［J］. Int J Cardiol Heart Vasc，2006，111（1）：120－126.

第六章　化疗对心脏传导系统的影响

资料表明，在接受化疗的肿瘤患者中，16％～36％的患者会出现心律失常。这些心律失常类型多样，包括窦性心动过速、缓慢型心律失常、快速型心律失常及传导阻滞。某些心律失常可能因为恶性程度较高而出现明显临床症状，导致中断化疗或危及患者生命的严重后果。

肿瘤患者的心律失常可发生在治疗前、治疗期间及治疗结束后不久。对于这些患者，应采取个性化的管理策略。对于抗心律失常的治疗药物选择及器械治疗（如可植入或外部佩戴的心脏除颤器）的决定，应当综合考虑肿瘤疾病情况、心脏病相关生存前景、患者的生活质量和并发症发生的风险。

在接受化疗的儿童肿瘤患者中，化疗相关心脏毒性可能表现为心律失常、心力衰竭等。儿童肿瘤患者尤其需要注意心功能的监测和保护，因为他们的心脏仍在发育中，对化疗药物的敏感性可能与成人不同。这里我们重点阐述儿童肿瘤化疗中常见的几种心律失常类型。

一、QTc 间期延长

QTc 间期是按心率校正的 QT 间期。QTc 间期延长可能导致尖端扭转型室性心动过速，这是一种危及生命的心律失常。在肿瘤患者中，推荐使用 Fridericia 公式来校正 QTc 间期，因为在心率增快或减慢的情况下，该公式的误差均小于其他校正方法。

（一）危险因素

导致肿瘤患者 QTc 间期延长的因素众多，可分为可矫正的危险因素和不可矫正的危险因素。

（1）可矫正的危险因素：①药物因素，包括抗心律失常药、抗生素、抗抑郁药、抗真菌药、止吐药、抗组胺药、抗精神病药、循环利尿剂和阿片类药物（美沙酮）；②缓慢型心律失常；③电解质紊乱，包括低钾血症、低镁血症和低钙血症。

（2）不可矫正的危险因素：急性心肌缺血、年龄＞65岁、基线QTc间期延长、家族猝死史（先天性长QT综合征）、女性、肾功能受损（使用影响肾功能的药物）、肝疾病（使用影响肝功能的药物）、晕厥或药物性尖端扭转型室性心动过速的个人病史、既往心血管疾病（冠状动脉疾病、心力衰竭、左心室肥厚）。

（二）化疗药物的影响

在接受化疗的肿瘤患者中，QTc间期延长的风险因药物不同而存在差异，其中影响最为显著的是三氧化二砷，它常被用于一些特殊类型的白血病和骨髓瘤的治疗。据多项研究显示，三氧化二砷可导致26%～93%的患者QTc间期延长，但很少引起严重的、危及生命的室性心律失常。使用三氧化二砷治疗后1～5周即可观察到QTc间期的延长，而在治疗第8周即当前疗程结束下一疗程开始前，多数患者QTc间期可恢复至基线水平。

其他多种化疗药物也可导致QTc间期不同程度的延长，这些药物归纳在表6-1中。在开始使用这些药物或调整药物剂量时，都应该常规监测心电图基线水平、监测电解质水平，并在治疗期间定期进行监测。

表6-1 化疗药物引起的QTc间期延长的风险分层

风险分层	化疗药物
高风险：QTc间期延长≥10ms，并存在尖端扭转型室性心动过速风险	阿柔比星、三氧化二砷、格拉吉布、尼洛替尼、奥沙利铂、帕唑帕尼、瑞博西尼、舒尼替尼、托瑞米芬、凡德他尼
中风险：QTc间期延长≥10ms，且尖端扭转型室性心动过速风险低或无或不确定	阿巴瑞克、贝利司他、布加替尼、卡博替尼、色瑞替尼、克唑替尼、多韦替尼、恩曲替尼、艾日布林、吉瑞替尼、艾伏尼布、拉帕替尼、仑伐替尼、奥希替尼、帕比司他、卢卡帕尼、塞尔帕替尼、索拉非尼、曲氟尿苷/替匹嘧啶、维莫非尼
低风险：QTc间期延长＜10ms	雄激素剥夺治疗用药（比卡鲁胺、氟他胺、阿帕他胺、达罗他胺、恩杂鲁胺和阿比特龙等）、阿法替尼、阿昔替尼、比美替尼、硼替佐米、博舒替尼、卡非佐米、达拉非尼、达沙替尼、康奈非尼、米哚妥林、帕妥珠单抗、帕纳替尼、罗米地辛、奎扎替尼、他莫昔芬、伏立诺他

注：引自《ESC 2022肿瘤心脏病学指南》。

（三）患者管理

在肿瘤化疗前、化疗期间及化疗之后都应该密切监测心电图，明确可引起QTc 间期延长的危险因素，控制 QTc 间期延长的持续时间。一般将男性的QTc 间期 450ms、女性 QTc 间期 460ms 作为上限，以评估基线心电图情况。当监测到 QTc 延长至 500ms 或超过基线水平 60ms 时，临床医生需要特别关注，因为此时可能发生尖端扭转型室性心动过速。

如果治疗期间 QTc 间期达 500ms 或超过基线水平 60ms，则需要暂时中断治疗，并纠正电解质紊乱，控制心血管危险因素，并在可能的情况下避免同时使用延长 QT 间期的药物。一旦 QTc 间期恢复正常，可以尝试减少化疗药物剂量，恢复治疗。

由于恶性肿瘤通常与高死亡率相关，鉴于部分患者可能从抗肿瘤治疗中获益，并且这种获益可能超过尖端扭转型室性心动过速所带来的风险，若此时没有替代的肿瘤治疗方案，应继续原方案治疗，并增加心电图监测频率。具体监测频率应根据患者的基本情况和所用化疗药物的风险分层进行个体化制订。

肿瘤治疗期间 QTc 间期延长患者的管理策略见图 6-1。

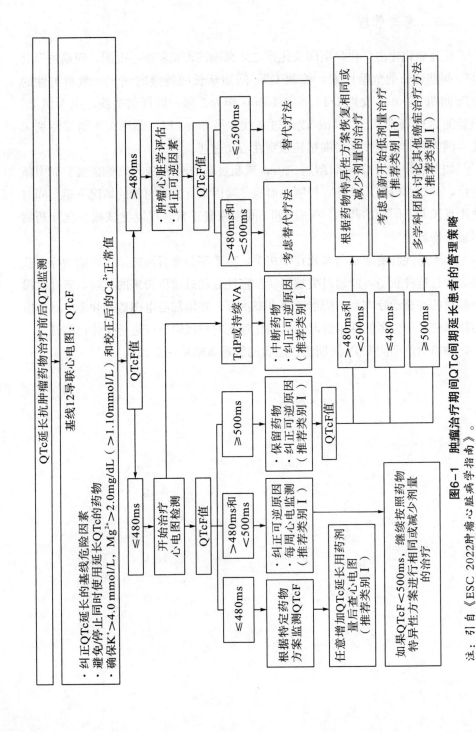

图6-1 肿瘤治疗期间QTc间期延长患者的管理策略

注：引自《ESC 2022肿瘤心脏病学指南》。

一旦化疗药物使用达到稳定，对于药物剂量做出任何调整或中断用药超过2周，需要在调整剂量或恢复使用后的前3个月每月监测1次心电图，后续根据患者的具体危险因素和肿瘤治疗情况定期进行心电图监测。

虽然在接受化疗的肿瘤患者中QTc间期延长导致尖端扭转型室性心动过速是不常见的，但在某些情况下一旦发生，需要静脉注射硫酸镁，并经静脉安置临时超速起搏或使用异丙肾上腺素滴定至心率在每分钟90次以上，以防止新的心律失常发作。如果发生持续性室性心律失常和血流动力学不稳定，必须进行非同步除颤。

二、室上性心动过速

在肿瘤患者中，室上性心动过速可能在化疗期间或结束后发生，成人肿瘤患者中心房颤动最为常见，而儿童肿瘤患者中较为少见。室上性心动过速的发生可能与患者的合并症、肿瘤的影响、左心室功能障碍及化疗药物的毒性作用有关。

对于室上性心动过速患者的管理也需要采取个性化方案，应当以患者为中心，以症状为导向，制订控制心室率及节律的治疗决策。β受体阻滞剂或非二氢吡啶钙通道阻滞剂可能有助于控制心室率和抑制室上性心动过速，洋地黄可作为对前者不耐受、伴有收缩功能障碍或心力衰竭患者的替代药物。

三、室性心律失常

室性心律失常在肿瘤患者化疗期间并不常见，但晚期肿瘤患者和那些伴有心血管合并症的患者中偶有报道。目前认为，化疗可能通过以下机制诱导室性心动过速：①化疗药物直接影响调节心室动作电位的离子通道的活性或表达；②肿瘤引发的全身炎症反应具有致心律失常作用；③患者本身存在的心血管系统合并症，以及化疗相关心血管毒性反应。

治疗肿瘤化疗相关室性心律失常应以患者的临床症状为导向。对于无明显症状、室性心律失常可自行终止的患者，通常不需要中断化疗，除非他们出现其他心血管风险或持续的心电图异常。对于有症状的室性心律失常患者，可能需要减少化疗药物剂量或停药，并应与心脏科医生协作评估和处理。

对于反复发作且危及生命的室性心律失常，需要紧急干预。ⅠA、ⅠC和Ⅲ类抗心律失常药物的使用受到药物相互作用和QTc间期延长风险的限制。

相比之下，β受体阻滞剂和ⅠB类药物较少引起药物相互作用或QTc间期延长。如果患者出现由化疗引起的肿瘤治疗相关心功能障碍，β受体阻滞剂是治疗室性心律失常的首选。而对于合并结构性心脏病和血流动力学不稳定的患者，胺碘酮是首选的抗心律失常药物。

四、房室传导阻滞

ICI的使用有时可能导致房室传导阻滞，无论患者是否合并心肌炎。如果患者在治疗中出现PR间期延长（新的传导阻滞级别），建议进行连续心电图监测。当PR间期延长至300ms时，患者需要在密切的心电图监测下住院治疗，并建议静脉注射糖皮质激素。

免疫调节剂（如沙利度胺、泊马度胺等）和间变性淋巴瘤激酶（anaplastic lymphoma kinase，ALK）抑制剂（如克唑替尼、阿来替尼等）与窦性心动过缓有关。对于有临床症状的患者，建议进行动态心电图监测，以排除长时间窦性停搏的可能性。在左心室功能正常且无症状的患者中，窦性心动过缓通常不需要特殊干预，可以继续进行抗肿瘤治疗。但如果患者出现临床症状（如晕厥、晕厥前兆或运动耐力下降），则建议进行停药试验，以确认症状与化疗药物的因果关系。同时，需要进行多学科讨论，分析肿瘤化疗的替代方案及其风险和获益。即使已经密切监测了患者的心率情况，但在已知药物有风险的情况下，不应以低剂量化疗药物重新开始治疗。当经过讨论认为肿瘤患者没有合适的替代方案后，可以考虑安装起搏器。

参考文献

[1] YEH E T, BICKFORD C L. Cardiovascular complications of cancer therapy: incidence, pathogenesis, diagnosis, and management [J]. J Am Coll Cardiol, 2009, 53 (24): 2231-2247.

[2] TAMARGO J, CABALLERO R, DELPON E. Cancer chemotherapy and cardiac arrhythmias: a review [J]. Drug Saf, 2015, 38 (2): 129-152.

[3] LENIHAN D J, KOWEY P R. Overview and management of cardiac adverse events associated with tyrosine kinase inhibitors [J]. Oncologist, 2013, 18 (8): 900-908.

第七章　化疗相关心血管并发症

根据研究，2019 年中国新诊断的儿童肿瘤病例为 45601 例，死亡病例为
9156 例。从 1990 年到 2019 年，儿童肿瘤的患病率和死亡率都显示出下降趋
势，患病率从每 10 万人 32.38 例下降至 20.29 例，死亡率从每 10 万人 10.99
例下降至 4.07 例。特别是急性淋巴细胞白血病的 5 年总生存率已达到
91.1%，接近世界卫生组织的全球目标。然而，肿瘤本身或其早期治疗的不良
反应仍可导致急性或早期并发症，这些并发症可能影响多种器官与系统。儿童
肿瘤的长期影响尤其引人关注，表现为更高的肿瘤复发率及更多的心血管并
发症。

一、肺动脉高压

（一）定义与流行病学

肺动脉高压指肺动脉压力异常升高，一般指肺动脉压力超过 20mmHg，
这种状况可能导致右心衰竭。肺动脉高压是一种与肿瘤治疗关联密切的心血管
并发症。在一项成人肿瘤患者的研究中，肺动脉高压的患病率约为 15.4%，
而其在儿童肿瘤患者中的患病率尚不清楚。

在儿科领域，肺动脉高压的年发病率约为每百万儿童 4 例，总患病率则介
于每百万儿童 20~50 例。根据 REVEAL 注册数据库的数据，目前肺动脉高压
儿童患者的 5 年生存率约为 74%。

（二）分型

通常认为肺动脉高压是一种慢性隐匿性疾病，其特征是病情的逐渐恶化，
而且目前没有根治的方法。然而，某些情况下肺动脉高压可能迅速进展，如肺
栓塞或间质性肺病。肺动脉高压根据致病机制和临床表现分为五个亚型。Ⅰ型
是原发性肺动脉高压，主要影响肺动脉，可能是原发性或者是由药物、毒素或

其他疾病引起的；Ⅱ型是由左心疾病引起的肺动脉高压；Ⅲ型是由肺部疾病和（或）低氧引起的肺动脉高压；Ⅳ型是由肺动脉血栓栓塞性疾病引起的肺动脉高压；Ⅴ型是由于不明原因或多种机制混合导致的肺动脉高压。

（三）化疗导致肺动脉高压的可能机制

当前多个儿童肺动脉高压注册数据库根据不同亚型记录了肺动脉高压的发生情况，但这些资料中并未明确列出与肿瘤相关的具体病因。与肿瘤及其治疗相关的肺动脉高压可能由多种机制引起，包括肿瘤病灶对血管的直接侵犯、肿瘤对周围结构的压迫，或者化疗药物对肺部或心脏的损伤。

某些化疗药物可能通过影响肺部和心功能引发肺动脉高压。研究显示，大约5%的儿童肿瘤幸存者会经历肺部不良事件，这显著增加了他们因肺部疾病死亡的风险。化疗相关肺毒性可能在治疗的不同阶段表现出来，早期可能表现为间质性肺病，而在治疗后长达15年的时间里，可能发展为晚期的肺纤维化。其中，博来霉素，一种抗生素类抗肿瘤药物，已知可通过产生自由基导致间质性肺病。此外，TKI可以直接引起肺血管损伤，达沙替尼与肺动脉高压的关联最为明显，已被确认为引起肺动脉高压的明确原因。

化疗相关心脏毒性可能会增加患者发生继发性肺动脉高压（pulmonary artery hypertension，PAH）的风险，这主要是由心功能障碍引起的。

与肺动脉高压相关的化疗药物见表7-1。

表7-1　与肺动脉高压相关的化疗药物

药物分类	药物名称	肺部效应	心脏效应	肺静脉闭塞性疾病	其他
烷化剂	环磷酰胺	*	**	*	累积剂量超过150mg/kg
	卡莫司汀	**	**	**	
	顺铂	*	*	***	
抗生素	博来霉素	***			
	丝裂霉素C	*		***	
抗代谢类	甲氨蝶呤	**	*	*	
	阿糖胞苷	**	**		
植物生物碱	长春新碱	*	**	***	风险随累积剂量（≥250mg/m² ）升高。根据剂量进行长期超声监测

药物分类	药物名称	肺部效应	心脏效应	肺静脉闭塞性疾病	其他
蒽环类	多柔比星		***	**	
	柔红霉素		**	**	
	表柔比星		*	*	
TKI	达沙替尼				直接内皮损伤。1/3 的患者在用药后持续患有肺动脉高压

注：根据表中提供的信息，药物的不良反应被分为不同的类别，并且根据与肺动脉高压的关联程度进行了标记，***表示有强烈的关联，**表示可能有关联，*表示可能有些许关联。其中涉及肺部效应、心脏效应及肺静脉闭塞性疾病。另外，"其他"一栏包含了关于每种药物特定注意事项或其他相关影响的信息。

（四）肺静脉闭塞性疾病

肺静脉闭塞性疾病（pulmonary veno－occlusive disease，PVOD）被归类为Ⅰ组肺动脉高压，其可由肿瘤化疗引发，并且可能影响所有年龄段的肿瘤患者，包括儿童患者。尽管 PVOD 较为罕见，但在某些化疗方案中可能更常见，研究显示，多达34%的干细胞移植患者在尸检中发现了 PVOD 的病理证据。

1. 病理生理

PVOD 是一种罕见但严重的疾病，其病理特征主要表现为肺小血管的内皮细胞损伤，导致炎症和促凝活性的增加，这些变化最终导致血管平滑肌层增生、内膜纤维化及管腔闭塞。PVOD 的病变不仅限于肺小静脉，也影响肺小动脉，造成广泛的肺血管损伤。这种广泛的血管损伤会增加肺循环的阻力，引发肺动脉高压，从而增加右心室的负担。随着时间的推移，这种增加的负担可能导致心脏结构的改变和功能衰竭，最终可能引起心脏病变和心力衰竭。

2. 临床表现和辅助检查

PVOD 的临床表现包括肺功能测试中扩散能力的下降，由血管充血、双侧浸润和胸腔积液导致的气体交换受阻。

胸部 X 线检查通常显示血管充血、双侧肺部浸润和胸腔积液，这些特征提示存在肺部血管和组织的炎症或损伤。

胸部 CT 检查可能揭示更多细节，如肺部的磨玻璃样混浊、间隔增厚、胸腔积液和纵隔淋巴结变化。

确诊 PVOD 通常需要肺活检，通过肺活检可以直接观察肺小血管的病理改变，如内膜纤维化和血管平滑肌层增生导致的管腔闭塞。然而，肺活检是一项侵入性较强的操作，可能会带来一定的风险和并发症。在没有进行肺活检的情况下，如果患者在进行心脏导管检查时发现有与肺动脉高压一致的前毛细血管性肺高压，并且伴有典型的影像学异常，可以高度怀疑 PVOD。这种情况下，患者的诊断可能被归类为"高度可能"。如果缺少导管检查数据但其他临床和影像学特征符合，可以认为患者"可能"患有 PVOD。

3. 预后与治疗

PVOD 的预后通常不佳，其 1 年和 3 年无需肺移植的生存率分别为 75％和 34％，可以看出随着时间的推移生存率显著下降。

当前对 PVOD 的治疗主要是支持性的，目的在于缓解症状和防止病情进一步恶化。阿米福斯汀是一种细胞保护剂和自由基清除剂，能够保护细胞免受环磷酰胺或丝裂霉素 C 引起的损伤，可用于 PVOD 的治疗。肺移植是目前唯一可以根治 PVOD 的方法，通常适用于那些对常规治疗无反应且疾病已进展到晚期的患者。考虑到肺移植手术的风险和复杂性，患者必须经过全面评估以确定是否适合进行肺移植。这包括确保患者没有其他严重并发病，能够承受手术压力，并且有能力遵守术后长期的免疫抑制和监控计划。

（五）患者管理

在肿瘤患者中，如果超声心动图监测发现与肺动脉高压相符的迹象，或者患者表现出可能的肺动脉高压症状，就有理由怀疑肺动脉高压的存在。儿童肺动脉高压的常见症状包括劳力性呼吸困难（65％）、疲劳（41％）、晕厥（20％）、胸痛（11％）和头晕（7％）。

为了识别无症状但潜在高风险的患者中的亚临床肺动脉高压，定期筛查是必要的。已有指南提供了诊断和管理儿童肺动脉高压的方法。评估的目的是确诊肺动脉高压，找出可改变的因素，并判断肺血管扩张剂的适用性。使用肺血管扩张剂治疗的患者需要符合肺动脉高压的诊断标准，但不适用于 PVOD 患者。通常不推荐将肺血管扩张剂用于Ⅱ组肺动脉高压。如果治疗后肺疾病未能改善，Ⅲ组肺动脉高压的患者可能从肺血管扩张剂治疗中获益。符合Ⅳ组或Ⅴ组肺动脉高压的患者应当解决潜在问题。超声心动图是初步筛查检测手段，可能需要进一步进行胸部 CT 血管造影（computed tomography angiography, CTA）等检查，以便寻找肺实质或肺血管病变，如肿瘤转移、感染或肺栓塞。如果怀疑肺动脉高压有明显且可处理的病因，尝试针对性治疗可能是合理的。若患者情况恶化，尤其是在用抗生素治疗感染或用类固醇治疗炎症后，短期内需要重新进行超声心动图评估。心脏导管检查是确诊肺动脉高压的"金标准"，用于确认和分类肺动脉高压。然而，肿瘤患者可能因状况不稳定而无法接受心脏导管检查或其他检查。

一旦确认或高度怀疑肺动脉高压，并认为适合进行药物治疗，应在儿科肺动脉高压专家的指导下选择药物，因为多种药物的不良反应、药物相互作用和技术要求需要密切监控和随访。非肺血管扩张剂类药物通常用于减轻右心室负担并改善氧合，如使用利尿剂和吸氧。在某些情况下，如果患者因难治性肺动脉高压导致持续低心输出量，可能需要进行手术或介入治疗。持续的重新评估和必要时的药物调整是管理肺动脉高压治疗的关键。目前尚无关于肿瘤患者肺动脉高压治疗结果的大型研究。

二、脑卒中

（一）流行病学

脑卒中是儿童恶性肿瘤患者中一种严重的并发症，它增加了疾病的负担并提高了患者对重症医疗服务的需求。在儿童中，脑卒中可以分为缺血性脑卒中和出血性脑卒中两种类型。缺血性脑卒中包括动脉性缺血性脑卒中和脑静脉窦血栓形成，而出血性脑卒中则涉及脑内出血。

在儿童肿瘤患者中，脑卒中的发生率约为 1%，其中出血性脑卒中和缺血性脑卒中的发生率大致相等，通常发生在肿瘤确诊后约 5 个月，但时间跨度可能变化较大。脑血管事件的发生不仅可能与肿瘤本身、中枢神经系统转移和感染有关，也可能与治疗过程中直接或间接导致的血管损伤有关。相比于健康的兄弟姐妹，儿童肿瘤幸存者发生脑血管事件的相对风险高出近 10 倍。

随着儿童肿瘤治疗技术的进步，越来越多的儿童肿瘤患者成为长期幸存者，但他们面临着由肿瘤本身及其治疗引起的急性及晚期神经与认知后遗症，这直接影响到他们的整体认知功能。据统计，约三分之一的儿童肿瘤幸存者会经历与肿瘤相关的认知功能障碍，常见的问题包括记忆力、注意力、视觉-运动整合和执行功能的损害。这些缺陷可能对长期幸存者的生活质量产生重大影响。

（二）危险因素

多种因素共同促成了肿瘤患者缺血性脑卒中的发生。这些因素包括动脉粥样硬化、既往心血管疾病、肿瘤栓塞、凝血功能障碍，以及抗肿瘤治疗的并发症。

肿瘤患者特别容易受到血栓栓塞事件的影响。这些血栓脱落后，可以随着血流进入脑部血管，导致缺血性脑卒中。在儿童肿瘤患者中，深静脉血栓形成（deep venous thrombosis，DVT）的发生率尤其引人关注，有症状的 DVT 发生率为 7%～14%，而无症状的 DVT 发生率高达 40% 以上。特别是在接受各类血液病和实体瘤化疗的患者中，血栓栓塞事件的风险显著增加。

血栓形成不仅限于四肢，也可能发生在脑部，尤其是引发脑静脉窦血栓形成。这种类型的血栓对脑部血流具有直接影响，它阻碍了脑部血液的正常排出，增加了局部静脉压力。这样的变化可能引发缺血性脑卒中或其他严重的神经系统并发症。脑静脉窦血栓形成的死亡率为 8%～13%，患者可能遭受长期的神经系统后遗症。

（三）化疗药物的影响

在急性淋巴细胞性白血病患者中，使用天冬酰胺酶（asparaginase，ASP）与静脉血栓栓塞风险增加相关，其中包括脑静脉窦血栓形成。在这些患者中，体内的凝血与抗凝平衡被打破，表现为血小板数量减少，以及凝血因子，如因子Ⅴ、因子Ⅶ、因子Ⅷ、因子Ⅸ及抗凝血酶Ⅲ、蛋白 S、蛋白 C 水平下降。这种改变可能导致或加重血栓形成的风险。

在使用顺铂的患者中，可以观察到脑血管局部形成血栓，甚至可能引发急性完全性血管阻塞的情况。顺铂可通过促使内皮细胞凋亡并增加促凝血微粒的生成，增加患者发生缺血性脑卒中的风险。

甲氨蝶呤治疗过程中也有出现脑卒中样事件或脑卒中事件的相关报道。甲氨蝶呤直接导致的神经系统损害可能包括星形胶质细胞增生、轴突损失和脱髓鞘。此外，甲氨蝶呤引起的血管事件可能与其导致的同型半胱氨酸水平增加有关，这种氨基酸对血管内皮具有直接的毒性作用，并可引发氧化应激及影响凝血功能，这些因素共同增加了缺血性脑卒中的风险。在儿童患者中，这些事件主要与急性治疗阶段有关，而与后续的药物给药无明显联系。令人关注的是，儿童肿瘤长期幸存者发生脑卒中的风险是对照组的 40 倍。

血管闭塞性疾病可以引起缺血性脑卒中，在肿瘤患者中较为常见。其中，动脉粥样硬化是引发血管闭塞性疾病的一个关键因素。一项研究中对319名儿童肿瘤幸存者和208名健康且年龄相匹配的兄弟姐妹进行了颈动脉和肱动脉的超声成像评估，揭示了亚临床动脉粥样硬化的早期迹象。研究结果表明，白血病幸存者的肱动脉内皮依赖性扩张能力显著弱于健康对照组。这说明即使在儿童期，肿瘤幸存者的血管也可能更加僵硬。这种血管内皮功能的降低或硬化可能导致血流动力学改变，增加动脉粥样硬化的风险，而动脉粥样硬化通过血管狭窄或闭塞直接增加了缺血性脑卒中的风险。

在使用尼洛替尼和波尼替尼等药物治疗的肿瘤患者中，与治疗相关的血管并发症发生率较高。在成年肿瘤患者中，使用尼洛替尼后，已有报道显示动脉粥样硬化加速及外周动脉闭塞性疾病的发生。特别值得关注的是，在接受尼洛替尼治疗的成年患者中，颈动脉病变的进展尤为迅速，狭窄程度在一年内可从50%增加至近完全闭塞。此外，尽管已进行华法林预防治疗，使用尼洛替尼的成年肿瘤患者中仍有缺血性脑卒中的发生报告。然而，儿童肿瘤患者在接受尼洛替尼治疗时，并未观察到心血管不良事件的发生。有些患者从尼洛替尼转至波尼替尼治疗后，出现了类似烟雾病的症状。烟雾病是一种罕见病，属于血管闭塞性疾病的一种。其特征为大脑供血主要动脉逐渐变窄，可能引发脑缺血或脑卒中。然而，在进行尸检时，并未发现烟雾病或血管炎的证据，只显示轻微的动脉粥样硬化。

此外，在儿童肿瘤患者的治疗中，使用IFN-α也有报告显示可能引发类似烟雾病的不良反应。儿童缺血性脑卒中的表现差异大，年幼儿童常出现局部肌无力、癫痫和神志改变，而年长儿童常有轻偏瘫或其他神经系统定位体征，如言语障碍、视力问题和共济失调。非特定症状包括头痛、神志改变和呕吐，而癫痫发作则在6岁以下儿童中尤为常见。

颅内出血是急性白血病患者中最常见和最严重的出血并发症，在急性髓系白血病中，特别是早幼粒细胞亚型患者中，颅内出血的发生率最高。这种出血通常发生在疾病的初期或诱导治疗期间，一般与血小板减少和凝血功能障碍有关。主要危险因素包括延长的凝血酶原时间、女性患者、血小板减少，以及高白细胞计数。此外，一些研究还指出天冬酰胺酶治疗也可能增加颅内出血的风险。颅内出血通常多发生在幕上区，但也可能累及基底节、小脑和脑干区域。皮质出血是最常见的类型，经常出现在顶叶，但也可能涉及蛛网膜下、硬膜下和硬膜外。脑干、蛛网膜下和硬膜外出血与早期死亡紧密相关。

随着对VEGFI如贝伐珠单抗的不良反应，包括动脉血栓形成、出血和高血压的认识增加，关于这类药物可能增加脑卒中风险的担忧也随之上升。在对

VEGFI 进行的Ⅰ期和Ⅱ期试验中，接受贝伐珠单抗治疗的患者中，缺血性脑卒中和颅内出血的发生率均为 1.9％。而在接受 VEGFR-TKI 治疗的患者中，缺血性脑卒中的发生率为 0，颅内出血的发生率则为 3.8％。通常情况下，接受 VEGFI 治疗的患者中，颅内出血较早发生，中位时间为 2.6 个月，常伴随着肿瘤进展，并且生存预后通常不佳。相比之下，缺血性脑卒中则与更长期的治疗时间相关（中位时间为 16.2 个月），且这些患者通常具有更长的生存期。

根据美国 FDA 的 MedWatch 数据库回顾，使用贝伐珠单抗所致的所有出血事件中，有 12.9％是颅内出血，而这些颅内出血事件中大约一半是致命的。当合并使用与出血和血小板减少症相关的药物时，风险进一步增加。贝伐珠单抗与 5-FU 或卡铂联合使用，可能使总体动脉血栓栓塞事件的发生率增加 1 倍以上，尤其是在有既往动脉血栓栓塞事件的患者中。然而，关于贝伐珠单抗治疗增加脑卒中风险的研究结果存在较大差异，有些荟萃分析并未观察到显著的相对风险增加。此外，环磷酰胺、紫杉醇等药物已在多篇论文中被报道与脑卒中有关联。不过，这些报道主要基于对成人肿瘤患者的个案观察。

（四）患者管理

在儿童肿瘤患者中，出血性脑卒中、缺血性脑卒中和脑静脉窦血栓形成可能表现出相似的症状，如头痛、意识状态改变、局部神经功能障碍和癫痫发作。因此，进行详尽的神经影像学检查对于确保正确诊断至关重要。

对于出现脑卒中迹象或症状的肿瘤患者，根据现行指南进行紧急处理是必不可少的。首要步骤是立即进行头部 CT 扫描，以排除出血性事件或颅内肿瘤，如转移性肿瘤。在急性白血病患者中，控制白细胞数量和纠正凝血功能异常是预防出血性脑卒中的关键。如果 CT 扫描结果为阴性，应评估患者是否需要血管重建手术。

目前尚缺乏针对儿童急性缺血性脑卒中治疗的随机对照试验，通常参考成人的治疗策略。值得注意的是，肿瘤本身并不增加患者溶栓治疗时脑出血的风险。然而，对于化疗引起的血栓性脑卒中，有关纤维蛋白溶解治疗的研究数据仍然不足。在肿瘤患者中，低血小板计数和异常血糖水平（低于 2.77mmol/L 或高于 22.2mmol/L）是溶栓治疗的禁忌证。

应根据需要进一步检查潜在的病理改变，如血栓闭塞和严重狭窄。此外，患者应接受 12 导联心电图检查，以评估心房颤动的可能性，并通过超声心动图检查潜在的血栓源，包括未闭的卵圆孔、瓣膜异常、区域性心壁异常和动脉瘤。

一旦症状首次出现，应立即转诊至神经科进行急诊处理。所有诊疗决策，无论是急性处理还是长期管理，都应基于患者的整体预后，并进行慎重考虑。

三、心脏瓣膜病及冠状动脉疾病

研究指出，接受化疗的儿童肿瘤患者患心脏瓣膜病及冠状动脉疾病的风险增加。与普通人群相比，肿瘤幸存者患冠心病的风险增加了 1.3~3.6 倍，患动脉粥样硬化的风险增加了 1.7~18.5 倍。一项针对儿童肿瘤幸存者的研究显示，到 45 岁时，约 5.3% 的肿瘤幸存者出现了严重或危及生命的冠状动脉疾病或死于心肌梗死。

肿瘤患者冠状动脉疾病风险的增加主要与共同的危险因素、共同的机制和化疗相关心脏毒性有关。除了传统危险因素，肿瘤还可能通过炎症因子、血栓前状态和氧化应激等机制促进疾病发展。化疗药物可能通过损伤血管内皮、引起冠状动脉痉挛、加速动脉粥样硬化和动脉血栓形成，导致心肌缺血缺氧，甚至引发心肌梗死，危及生命。例如，顺铂可能通过直接损伤血管内皮、促炎作用和促血栓形成增加动脉粥样硬化的风险。某些化疗药物具有长期血液毒性，如顺铂在血清中的衰减平均终末半衰期为 3.7 年（范围为 2.5~5.2 年）。氟尿嘧啶类药物（包括常用于乳腺癌和结直肠癌治疗的卡培他滨）除直接引起细胞功能障碍，还与冠状动脉血管痉挛和血栓形成有关。由于 VEGF 对冠状动脉等心脏血管的生长至关重要，因此抗 VEGF 治疗可能会影响心脏血管的结构和正常生长，如贝伐珠单抗可能会增加缺血性心脏病的风险。

化疗药物导致冠状动脉疾病的机制见表 7-2。

表 7-2　化疗药物导致冠状动脉疾病的机制

药物分类	药物	机制
抗代谢类	氟嘧啶类（5-FU、卡培他滨、吉西他滨）	冠状动脉血管痉挛、血栓形成、内皮损伤
铂化合物	顺铂	促凝状态，冠状动脉血栓形成（内皮损伤，血栓素生成，血小板活化和聚集）
VEGFI	贝伐珠单抗、索拉非尼、舒尼替尼	内皮功能障碍、冠状动脉血管痉挛、血管重塑、影响新血管的形成和完整性、氧化应激、加速动脉粥样硬化、促炎作用
免疫调节剂	来那度胺、泊马度胺	动脉血栓形成
蛋白酶体抑制剂	硼替佐米、卡非佐米	血栓形成

（一）急性冠脉综合征

化疗药物可能在给药后不久引起急性冠脉综合征，这可能是由于急性血栓形成或血管痉挛。例如，顺铂可能在治疗后 1 周内诱发急性冠状动脉血栓形成。对于这些高风险患者，诊断应参照非肿瘤患者，通过病史、危险因素、生物标志物、心电图、超声心动图等检查进行仔细的临床评估。

肿瘤患者的急性冠脉综合征的临床表现通常是不典型的，最常见的症状是呼吸困难，其次是胸痛、低血压和心力衰竭。由于治疗中的镇痛药物或化疗药物的神经毒性，胸痛症状可能会被掩盖。

肿瘤患者的急性冠脉综合征管理极具挑战性，因为他们通常伴有血小板增多症、血小板减少症、贫血、感染、肝肾功能障碍、出血风险和血栓形成，需要未来的手术治疗等。目前的观点是基于患者的个体化情况，包括心内科、心脏外科、心脏介入科、肿瘤科和血液科在内的多学科交叉管理。

目前尚无随机临床研究评估临床和介入治疗对急性冠脉综合征肿瘤患者的风险和益处，这些患者经常被排除在临床试验之外。研究表明，经皮冠状动脉介入术（percutaneous coronary intervention，PCI）可提高急性冠脉综合征患者的生存率，减少早期和晚期心血管疾病的发生。但多项研究表示，与未患肿瘤患者相比，患有急性冠脉综合征的肿瘤患者选择侵入性治疗（冠状动脉造影、PCI 和冠状动脉搭桥手术）的比例更低。ESC 建议对于预期生存期≥6 个月或者出现心源性休克、肺水肿、室性心动过速等急性并发症的患者，应考虑进行侵入性治疗。PCI 目前被认为是最常见的冠状动脉血运重建类型，而冠状动脉搭桥手术是复杂多支冠状动脉疾病的首选。目前推荐药物洗脱支架作为首选。与传统裸金属支架相比，药物洗脱支架可降低再狭窄和支架血栓形成的风险，并使双重抗血小板治疗持续时间更短、安全性更高。药物洗脱支架后首选的双重抗血小板药物是阿司匹林和氯吡格雷联用，而不是普拉格雷、替卡格雷等腺苷二磷酸受体阻滞剂，并且希望双重抗血小板治疗的持续时间应尽可能短（1~3 个月）。

对于稳定型非 ST 段抬高型心肌梗死的肿瘤患者，或者预后较差、大出血等并发症风险高的肿瘤患者，可以选择药物治疗。美国国家住院患者样本数据库显示，无 PCI 的保守治疗在肿瘤患者中大多是首选。药物治疗的关键在于出血和血栓形成风险之间取得平衡。在接受强化疗的实体瘤患者（如乳腺癌、卵巢癌和生殖细胞癌）和大多数急性白血病、淋巴瘤和多发性骨髓瘤患者中，血小板减少症的患病率为 10%~25%，而血小板计数降低会增加出血和其他心血管疾病的风险。心血管血管造影与介入学会（Society for Cardiovascular Angiography and Interventions，SCAI）建议，对血小板计数＞10×10^9/L 的患者使用阿司匹林抗血小板治疗，血小板计数＞30×10^9/L 的患者可联用氯吡格雷抗血小板治疗（图 7-1）。对于高热、白细胞计数增多、血小板计数迅速下降或凝血功能异常（如急性早幼粒细胞白血病）的患者，或者是正在接受膀胱、妇科、结直肠肿瘤或黑色素瘤治疗的实体瘤患者，以及有坏死性肿瘤的患者，当血小板计数＜20×10^9/L 时应进行预防性血小板输注。

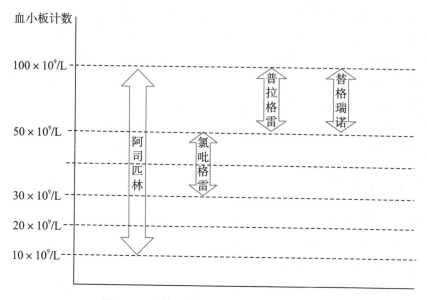

图 7-1 急性冠脉综合征患者抗血小板治疗

综上所述，急性冠脉综合征的肿瘤患者的治疗决策必须涉及多学科方法，其中心血管专家、肿瘤学专家、介入心脏病专家和外科专家必须考虑肿瘤预后、肿瘤治疗计划（化疗后血小板减少症或肿瘤外科手术）、出血风险（肿瘤出血或凝血风险）和血栓形成事件的风险。越来越多的数据表明，通过密切监测和积极管理，使用这些潜在的心脏毒性化疗药物可能是安全的。建议对所有导致急性冠脉综合征的化疗药物进行回顾，并停止任何与血栓形成或心肌梗死相关的化疗药物。若需要重新开始使用心脏毒性相关的药物治疗，应在多学科会诊后，征求患者同意下进行。

化疗药物的心脏毒性给临床医生带来了巨大的挑战，我们需要寻求肿瘤治疗效果与心脏毒性之间的平衡。

（二）慢性冠脉综合征

几种化疗药物与稳定型心绞痛和慢性冠脉综合征（chronic coronary syndrome，CCS）的风险增加有关。5－FU 相关心脏毒性发生率为 1%～68%，可能在开始治疗后 2～5 天内发生，持续长达 48 小时。其他化疗药物也会增加心肌缺血的发生风险，抗微管剂的发生率为 1%～5%，贝伐珠单抗为 0.6%～1.5%，小分子 TKI 为 2.3%～3%。

目前尚无专门针对肿瘤患者制定的冠状动脉疾病诊疗指南，对他们的慢性冠脉综合征的诊断和管理主要参照其他慢性冠脉综合征诊断和管理指南。应在多学科协助下，根据患者预期寿命、其他合并症（如血小板减少症）、血栓形成和出血倾向，以及慢性冠脉综合征管理中使用的药物与化疗药物之间的潜在相互作用进行个体化的治疗选择。ESC 建议接受血运重建后的患者根据血栓形成、缺血和出血风险，肿瘤的类型和分期，化疗药物来个体化选择双重抗血小板治疗时间。

（三）心脏瓣膜疾病

化疗药物对心脏瓣膜的直接影响通常较小，但肿瘤患者可能会出现心脏瓣膜病（valvular heart disease，VHD），这可能与先前存在的瓣膜病变、放疗、感染性心内膜炎或左心室功能障碍有关。

ESC 建议对出现呼吸困难、新近出现的心脏杂音，伴随血培养阳性的不明原因发热等表现的心脏瓣膜病肿瘤患者，应筛查心内膜炎，并考虑肿瘤预后相关因素，参照相关心脏瓣膜病指南进行管理。

四、外周血管疾病

随着医学技术的进展，儿童肿瘤的治愈率显著提高，但这也带来了关注长期幸存者生活质量和健康问题的新挑战。其中，外周血管疾病（peripheral vascular disease，PVD）尤其令人关注，已成为这些幸存者面临的一个日益严重的健康问题。外周血管疾病通常涉及主动脉弓远端的粥样硬化，这种病变导致动脉管腔狭窄，从而减少了对心脏、大脑和腿部的血液供应。

（一）危险因素

虽然外周血管疾病更常见于成人，但研究显示，在儿童肿瘤幸存者中，其发生率也显著高于健康儿童，这一现象不容忽视。因此，对这些儿童进行长期血管健康的监测和管理变得至关重要。

外周血管疾病的危险因素类似于冠状动脉粥样硬化的危险因素，包括吸烟、糖尿病、高血压和高脂血症。最新研究还发现慢性肾功能障碍、高敏C反应蛋白和高同型半胱氨酸血症也可能增加外周血管疾病的风险。

（二）化疗药物的影响

肿瘤幸存者的外周血管疾病风险与代谢综合征和胰岛素抵抗紧密相关，接受肿瘤治疗的儿童中，尤其是白血病和中枢神经系统肿瘤幸存者，可能较早出现动脉硬化迹象。在儿童肿瘤治疗中，内分泌功能障碍是一种常见的并发症，加剧了抗肿瘤治疗的心血管毒性。研究显示，肿瘤幸存者患糖尿病的风险几乎是健康兄弟姐妹的2倍，这种风险与治疗后早期出现的代谢综合征和胰岛素抵抗紧密相关。

儿童急性淋巴细胞性白血病的诱导期化疗中常用的类固醇和天冬酰胺酶常引起高血糖。可能机制包括类固醇抑制外周组织对葡萄糖的摄取、增加肝的糖异生及在骨骼肌中过量脂肪沉积。虽然不是所有接受类固醇治疗的个体都会发展为糖尿病，但在类固醇治疗期间发展出治疗诱导的糖尿病的幸存者，停用类固醇后发展为终生糖尿病的风险更高。天冬酰胺酶在急性治疗阶段通过减少对高血糖的胰岛素分泌反应，增加了发展为糖尿病的风险。然而，治疗完成后，天冬酰胺酶并未与糖尿病的发展相关联。

生长激素缺乏症（growth hormone deficiency，GHD）是儿童中枢神经系统肿瘤幸存者中最早报告且最常见的垂体激素缺乏，其患病率达12.5%。这种情况可能由脑肿瘤位置本身引起，也可能是神经外科手术、颅内放疗和化疗的结果。此外，接受以伊马替尼和伊匹单抗为代表的靶向免疫治疗的患者中也报道了生长激素缺乏症的出现。生长激素缺乏症可能导致胰岛素抵抗、2型糖尿病。

肥胖与外周血管疾病之间的关联显著，主要通过增加心脏负荷、引起慢性低度炎症、导致血脂异常、促进胰岛素抵抗，以及施加直接的物理压力等多种机制影响血管健康。这些因素共同作用，加剧动脉硬化，增加外周血管疾病的风险。儿童肿瘤幸存者中肥胖的发生率高于一般人群，可能由放疗、潜在的生长激素缺乏症和类固醇治疗引起。

烷化剂暴露与性腺功能减退之间存在明确的关联。性腺功能减退可能导致人体成分变化，包括过度的脂肪积累，从而增加心血管代谢疾病的风险。

血脂异常是外周血管疾病发展的一个关键因素，通过促进动脉粥样硬化，导致动脉壁内脂肪和纤维积累，增加血管狭窄和硬化的风险。在化疗药物的影响下也可能出现血脂异常。在动物模型中，环磷酰胺的使用会导致高甘油三酯血症和血管脂蛋白脂酶功能受损。

除与血糖代谢异常相关外，天冬酰胺酶也可能引起血脂异常，特别是导致甘油三酯水平的明显升高。这种影响增加了血管疾病的风险。

关于铂类是否引起血脂异常，研究结果存在分歧，但已有报告指出铂类对动脉粥样硬化危险因素有负面影响，效果类似于吸烟。接受铂类治疗的患者常见较低的高密度脂蛋白水平和较高的高敏 C 反应蛋白及糖化血红蛋白水平，同时，这些患者的代谢综合征发病率显著较高。研究还发现，从肿瘤诊断后开始算起，2 年内进行的观察显示，接受铂类治疗的患者群体中，外周血管疾病的发病率较高。

在肿瘤治疗中，化疗可能间接影响恶病质的发展，增加外周血管疾病的风险。恶病质涉及体重减轻、整体代谢和激素水平变化及全身炎症状态的增加。长期连续使用高剂量类固醇可能加剧由肿瘤本身引起的肌肉消耗和营养不良，从而加剧外周血管疾病的发展，导致间歇性跛行和慢性肢体疼痛。

外周动脉闭塞性疾病（peripheral arterial occlusive disease，PAOD）是一种常见的外周血管病变，通常涉及动脉的狭窄或闭塞，尤其是腿部动脉，但也可能影响其他外周动脉。其典型症状包括行走时的疼痛和间歇性跛行，严重时可导致肢体缺血。PAOD 通常由动脉粥样硬化引起，斑块积累导致血流受限和组织缺氧。在肿瘤患者中，化疗不仅可能引发血管炎和血栓形成等血管毒性反应，还可能导致 PAOD。这种损伤通常与化疗药物的直接或间接作用有关，可能导致动脉粥样硬化迅速进展、血管闭塞及下肢循环中侧支循环形成，从而导致长期的血管结构和功能损害。使用针对 *BCR－ABL* 融合基因产物的 TKI（如尼洛替尼和波尼替尼）增强了对化疗引起的这种血管结构性损伤的认识。值得注意的是，这种疾病不仅可能影响四肢血管，也可能涉及肾脏和内脏动脉，导致各种血管区域出现急性缺血事件。即使迅速停止治疗，不利的病理变化也可能持续。在一些病例中，即使接受了最佳医疗治疗，外周动脉闭塞性疾病的进展仍可能持续，有时甚至在冠状动脉和脑血管疾病（如急性心肌梗死和脑卒中）表现之前就已存在。目前尚无确切研究明确这些药物引起的具体血管结构性损伤机制。

（三）诊断

在体格检查中，外周血管疾病患者可能表现为脉搏消失或减弱、皮肤颜色异常、毛发生长不良和皮肤冷感。最可靠的体征包括减弱或消失的足背动脉脉搏、股动脉杂音、皮肤颜色异常和皮肤冷感，但这些体征的缺失并不能排除外周血管疾病。

怀疑外周血管疾病时，可通过踝臂指数（ankle-brachial index，ABI）来进行筛查，ABI<0.9通常提示外周血管疾病。

此外，应进行血常规、空腹血糖或糖化血红蛋白、空腹血脂、血清肌酐检查，同时进行尿常规检查以检测尿糖和尿蛋白。

在诊断外周血管疾病时，还可进一步进行超声、磁共振动血管成像和血管造影等检查，这些检查有助于确定病变的具体位置，尤其在考虑进行侵入性或手术治疗时非常有价值。

（四）患者管理

虽然同型半胱氨酸、C反应蛋白和脂蛋白A水平升高是外周血管疾病的危险因素，但目前还没有研究证明降低这些指标能为外周血管疾病患者带来临床上的益处。治疗外周血管疾病时，应采取多方面的策略，结合药物和非药物治疗方法来针对性地解决引起外周血管疾病的危险因素。

规律的运动对改善患者的预后至关重要，尤其是对于患有间歇性跛行的患者。有研究证实，运动能显著延长这些患者的步行时间。

在药物治疗方面，虽然改善跛行症状的内科治疗获益尚未被明确证实，但推荐使用他汀类药物和抗血小板药物来降低未来心血管事件的风险。抗血小板疗法，如阿司匹林和氯吡格雷，被广泛用于降低外周血管疾病患者的重大血管事件风险。

此外，治疗合并症，如高血脂和2型糖尿病，也是治疗外周血管疾病的关键。降低血压和血脂水平已被证实能改善外周血管疾病患者的症状和长期预后。

对于特别用于改善跛行症状和增加步行距离的药物，建议对生活方式受限的跛行患者尝试使用西洛他唑或萘呋胺治疗3~6个月。西洛他唑具有抗血小板聚集和直接扩张动脉血管的作用，已证实能显著提高跛行患者的步行距离，其与阿司匹林和（或）氯吡格雷的联合使用被认为是安全的。萘呋胺则作为一种5-羟色胺2受体阻滞剂，在欧洲用于治疗跛行，并显示出较少的不良反应。

如果萘呋胺治疗效果不佳，可以转而使用西洛他唑。此外，小腿间歇性机械加压也是一种非传统的有效治疗方法，能够长期改善患者的步行能力和血流动力学参数。

对于以上治疗无效或症状特别严重的外周血管疾病患者，可能需要考虑更为侵入性的治疗方法，如血管成形术、内膜切除术或血管搭桥手术。

了解肿瘤治疗患者是否倾向于发展出功能性或结构性外周动脉疾病非常重要，这对预防严重后果具有重大意义。由于即便在无明显危险因素的患者中也可能发生心血管事件，因此建议对所有患者实施常规的血管监测，如定期进行ABI评估，以及时发现潜在的血管问题并采取相应的预防或治疗措施。生长激素缺乏是最早出现和最常见的内分泌紊乱之一，可能引起血脂异常、肥胖及心脏结构和功能的变化，因此对其进行替代治疗可能提高生活质量并减少血管疾病风险。对于接受特定化疗药物治疗的患者，如尼洛替尼和波尼替尼这类药物，已有研究显示即使在无心血管病史或明显危险因素的患者中也可能发生血管事件，且在高危险因素患者中发生率更高。这突显了在患者出现更严重的心脑血管事件之前，进行外周血管病变的早期识别和管理的重要性。

参考文献

[1] MERTENS A C, LIU Q, NEGLIA J P, et al. Cause－specific late mortality among 5－year survivors of childhood cancer：the Childhood Cancer Survivor Study [J]. J Natl Cancer Inst, 2008, 100 (19)：1368－1379.

[2] AGGARWAL M, SCHUETTPELZ L, KOLODZIEJ J, et al. Rapid development of pulmonary hypertension during treatment of paediatric cancer [J]. Cardiol Young, 2019, 29 (3)：286－289.

[3] WIESHAMMER S, DREYHAUPT J, MÜLLER D, et al. Venous thromboembolism and persistent pulmonary hypertension in cancer patients：a cross－sectional study [J]. Thromb J, 2016, 14：3.

[4] CERRO M J, ABMAN S, DIAZ G, et al. A consensus approach to the classification of pediatric pulmonary hypertensive vascular disease：report from the PVRI Pediatric Taskforce, Panama 2011 [J]. Pulm Circ, 2011, 1 (2)：286－298.

[5] BERGER R M, BEGHETTI M, HUMPL T, et al. Clinical features of paediatric pulmonary hypertension：a registry study [J]. Lancet, 2012,

379 (9815): 537-546.

[6] BARST R J, MCGOON M D, ELLIOTT C G, et al. Survival in childhood pulmonary arterial hypertension: insights from the registry to evaluate early and long-term pulmonary arterial hypertension disease management [J]. Circulation, 2012, 125 (1): 113-122.

[7] HANSMANN G, KOESTENBERGER M, ALASTALO T P, et al. 2019 updated consensus statement on the diagnosis and treatment of pediatric pulmonary hypertension: the European Pediatric Pulmonary Vascular Disease Network (EPPVDN), endorsed by AEPC, ESPR and ISHLT [J]. J Heart Lung Transplant, 2019, 38 (9): 879-901.

[8] SIMONNEAU G, MONTANI D, CELERMAJER D S, et al. Haemodynamic definitions and updated clinical classification of pulmonary hypertension [J]. Eur Respir J, 2019, 53 (1): 1801913.

[9] LÉVY M, CELERMAJER D, SZEZEPANSKI I, et al. Do tertiary paediatric hospitals deal with the same spectrum of paediatric pulmonary hypertension as multicentre registries? [J]. Eur Respir J, 2013, 41 (1): 236-239.

[10] FASNACHT M S, TOLSA J F, BEGHETTI M. The Swiss registry for pulmonary arterial hypertension: the paediatric experience [J]. Swiss Med Wkly, 2007, 137 (35-36): 510-513.

[11] DEL CERRO MARÍN M J, SABATÉ ROTÉS A, RODRIGUEZ OGANDO A, et al. Assessing pulmonary hypertensive vascular disease in childhood. Data from the Spanish registry [J]. Am J Respir Crit Care Med, 2014, 190 (12): 1421-1429.

[12] FRAISSE A, JAIS X, SCHLEICH J M, et al. Characteristics and prospective 2-year follow-up of children with pulmonary arterial hypertension in France [J]. Arch Cardiovasc Dis, 2010, 103 (2): 66-74.

[13] VERSLUYS A B, BRESTERS D. Pulmonary complications of childhood cancer treatment [J]. Paediatr Respir Rev, 2016, 17: 63-70.

[14] MERTENS A C, YASUI Y, LIU Y, et al. Pulmonary complications in survivors of childhood and adolescent cancer. A report from the Childhood Cancer Survivor Study [J]. Cancer, 2002, 95 (11):

2431-2441.

[15] FULBRIGHT J M. Review of cardiotoxicity in pediatric cancer patients: during and after therapy [J]. Cardiol Res Pract, 2011, 2011: 942090.

[16] NEUDORF U, SCHÖNECKER A, REINHARDT D. Cardio-toxicity in childhood cancer survivors "cure is not enough" [J]. J Thorac Dis, 2018, 10 (Suppl 35): S4344-S4350.

[17] CAPPOLA T P, FELKER G M, KAO W H, et al. Pulmonary hypertension and risk of death in cardiomyopathy: patients with myocarditis are at higher risk [J]. Circulation, 2002, 105 (14): 1663-1668.

[18] BUNTE M C, PATNAIK M M, PRITZKER M R, et al. Pulmonary veno - occlusive disease following hematopoietic stem cell transplantation: a rare model of endothelial dysfunction [J]. Bone Marrow Transplant, 2008, 41 (8): 677-686.

[19] GüNTHER S, PERROS F, RAUTOU P E, et al. Understanding the similarities and differences between hepatic and pulmonary veno - occlusive disease [J]. Am J Pathol, 2019, 189 (6): 1159-1175.

[20] PRICE L C, WELLS A U, WORT S J. Pulmonary tumour thrombotic microangiopathy [J]. Curr Opin Pulm Med, 2016, 22 (5): 421-428.

[21] RANCHOUX B, GÜNTHER S, QUARCK R, et al. Chemotherapy-induced pulmonary hypertension: role of alkylating agents [J]. Am J Pathol, 2015, 185 (2): 356-371.

[22] PRICE L C, SECKL M J, DORFMÜLLER P, et al. Tumoral pulmonary hypertension [J]. Eur Respir Rev, 2019, 28 (151): 180065.

[23] ABMAN S H, HANSMANN G, ARCHER S L, et al. Pediatric pulmonary hypertension: guidelines from the American Heart Association and American Thoracic Society [J]. Circulation, 2015, 132 (21): 2037-2099.

[24] KRAMER M R, ESTENNE M, BERKMAN N, et al. Radiation-induced pulmonary veno-occlusive disease [J]. Chest, 1993, 104 (4): 1282-1284.

[25] HARDER E M, WAXMAN A B. Clinical trials in group 3 pulmonary

hypertension [J]. Curr Opin Pulm Med, 2020, 26 (5): 391-396.

[26] HANSMANN G, SALLMON H, ROEHR C C, et al. Pulmonary hypertension in bronchopulmonary dysplasia [J]. Pediatr Res, 2021, 89 (3): 446-455.

[27] KIRKPATRICK E C. Pulmonary hypertension as a complication of pediatric cancer [J]. Glob Pediatr Health, 2021, 8: 2333794X211009094.

[28] DARDIOTIS E, ALOIZOU A M, MARKOULA S, et al. Cancer - associated stroke: pathophysiology, detection and management (Review) [J]. Int J Oncol, 2019, 54 (3): 779-796.

[29] JEONG G, LIM B C, CHAE J H. Pediatric stroke [J]. J Korean Neurosurg Soc, 2015, 57 (6): 396-400.

[30] NOJE C, COHEN K, JORDAN L C. Hemorrhagic and ischemic stroke in children with cancer [J]. Pediatr Neurol, 2013, 49 (4): 237-242.

[31] CORDELLI D M, MASETTI R, ZAMA D, et al. Central nervous system complications in children receiving chemotherapy or hematopoietic stem cell transplantation [J]. Front Pediatr, 2017, 5: 105.

[32] VAGACE J M, DE LA MAYA M D, CACERES-MARZAL C, et al. Central nervous system chemotoxicity during treatment of pediatric acute lymphoblastic leukemia/lymphoma [J]. Crit Rev Oncol Hematol, 2012, 84 (2): 274-286.

[33] OEFFINGER K C, MERTENS A C, SKLAR C A, et al. Chronic health conditions in adult survivors of childhood cancer [J]. N Engl J Med, 2006, 355 (15): 1572-1582.

[34] CASTELLINO S M, ULLRICH N J, WHELEN M J, et al. Developing interventions for cancer - related cognitive dysfunction in childhood cancer survivors [J]. J Natl Cancer Inst, 2014, 106 (8): dju186.

[35] KRULL K R, HARDY K K, KAHALLEY L S, et al. Neurocognitive outcomes and interventions in long - term survivors of childhood cancer [J]. J Clin Oncol, 2018, 36 (21): 2181-2189.

[36] BRINKMAN T M, KRASIN M J, LIU W, et al. Long - term neurocognitive functioning and social attainment in adult survivors of pediatric CNS tumors: results from the St. Jude Lifetime Cohort

Study [J]. J Clin Oncol, 2016, 34 (12): 1358-1367.

[37] NAND S, FISHER S G, SALGIA R, et al. Hemostatic abnormalities in untreated cancer: incidence and correlation with thrombotic and hemorrhagic complications [J]. J Clin Oncol, 1987, 5 (12): 1998-2003.

[38] PATTERSON W P, RINGENBERG Q S. The pathophysiology of thrombosis in cancer [J]. Semin Oncol, 1990, 17 (2): 140-146.

[39] SANON S, LENIHAN D J, MOUHAYAR E. Peripheral arterial ischemic events in cancer patients [J]. Vasc Med, 2011, 16 (2): 119-130.

[40] LI S H, CHEN W H, TANG Y, et al. Incidence of ischemic stroke post-chemotherapy: a retrospective review of 10, 963 patients [J]. Clin Neurol Neurosurg, 2006, 108 (2): 150-156.

[41] SPAVOR M, HALTON J, DIETRICH K, et al. Age at cancer diagnosis, non-O blood group and asparaginase therapy are independently associated with deep venous thrombosis in pediatric oncology patients: a risk model [J]. Thromb Res, 2016, 144: 27-31.

[42] ABEND N S, BESLOW L A, SMITH S E, et al. Seizures as a presenting symptom of acute arterial ischemic stroke in childhood [J]. J Pediatr, 2011, 159 (3): 479-483.

[43] FERRIERO D M, FULLERTON H J, BERNARD T J, et al. Management of stroke in neonates and children: a scientific statement from the American Heart Association/American Stroke Association [J]. Stroke, 2019, 50 (3): e51-e96.

[44] ALVIS-MIRANDA H R, MILENA CASTELLAR-LEONES S, ALCALA-CERRA G, et al. Cerebral sinus venous thrombosis [J]. J Neurosci Rural Pract, 2013, 4 (4): 427-438.

[45] HONGO T, OKADA S, OHZEKI T, et al. Low plasma levels of hemostatic proteins during the induction phase in children with acute lymphoblastic leukemia: a retrospective study by the JACLS. Japan Association of Childhood Leukemia Study [J]. Pediatr Int, 2002, 44 (3): 293-299.

[46] MARTÍN G G, FERNÁNDEZ S P, CASTRO V S, et al. Vertebral

artery occlusion after chemotherapy [J]. Stroke, 2008, 39 (2):
e38-e39.

[47] PERIARD D, BOULANGER C M, EYER S, et al. Are circulating
endothelial-derived and platelet-derived microparticles a pathogenic
factor in the cisplatin-induced stroke? [J]. Stroke, 2007, 38 (5):
1636-1638.

[48] SERRANO-CASTRO P J, GUARDADO - SANTERVÁS P,
OLIVARES-ROMERO J. Ischemic stroke following cisplatin and 5-
fluorouracil therapy: a transcranial Doppler study [J]. Eur Neurol,
2000, 44 (1): 63-64.

[49] ROLLINS N, WINICK N, BASH R, et al. Acute methotrexate
neurotoxicity: findings on diffusion-weighted imaging and correlation
with clinical outcome [J]. AJNR Am J Neuroradiol, 2004, 25 (10):
1688-1695.

[50] KISHI S, GRIENER J, CHENG C, et al. Homocysteine,
pharmacogenetics, and neurotoxicity in children with leukemia [J]. J
Clin Oncol, 2003, 21 (16): 3084-3091.

[51] GRISOLD W, OBERNDORFER S, STRUHAL W. Stroke and cancer:
a review [J]. Acta Neurol Scand, 2009, 119 (1): 1-16.

[52] DENGEL D R, KELLY A S, ZHANG L, et al. Signs of early sub-
clinical atherosclerosis in childhood cancer survivors [J]. Pediatr Blood
Cancer, 2014, 61 (3): 532-537.

[53] SHEPARD C W, STEINBERGER J. Premature atherosclerotic
cardiovascular disease in childhood cancer survivors [J]. Prog Pediatr
Cardiol, 2015, 39 (2 Pt A): 59-66.

[54] VALENT P, HADZIJUSUFOVIC E, SCHERNTHANER G H, et al.
Vascular safety issues in CML patients treated with BCR/ABL1 kinase
inhibitors [J]. Blood, 2015, 125 (6): 901-906.

[55] HERRMANN J, LERMAN A. An update on cardio-oncology [J].
Trends Cardiovasc Med, 2014, 24 (7): 285-295.

[56] COON E A, ZALEWSKI N L, HOFFMAN E M, et al. Nilotinib
treatment-associated cerebrovascular disease and stroke [J]. Am J
Hematol, 2013, 88 (6): 534-535.

[57] JAGER N G, STUURMAN F E, BAARS J W, et al. Cerebrovascular events during nilotinib treatment [J]. Neth J Med, 2014, 72 (2): 113—114.

[58] HIJIYA N, MASCHAN A, RIZZARI C, et al. The long - term efficacy and safety of nilotinib in pediatric patients with CML: a 5-year update of the DIALOG study [J]. Blood Adv, 2023, 7 (23): 7279—7289.

[59] MAYER K, GIELEN G H, WILLINEK W, et al. Fatal progressive cerebral ischemia in CML under third - line treatment with ponatinib [J]. Leukemia, 2014, 28 (4): 976—977.

[60] BUCHBINDER D, STEINBERG G, LINETSKY M, et al. Moyamoya in a child treated with interferon for recurrent osteosarcoma [J]. J Pediatr Hematol Oncol, 2010, 32 (6): 476—478.

[61] KIM H, LEE J H, CHOI S J, et al. Risk score model for fatal intracranial hemorrhage in acute leukemia [J]. Leukemia, 2006, 20 (5): 770—776.

[62] RUGGIERO A, ATTINÀ G, PIASTRA M, et al. Severe hyperleukocytosis and multifocal intracranial haemorrhage: not always a fatal outcome [J]. Int J Hematol, 2009, 90 (1): 87—90.

[63] BESLOW L A, ABEND N S, GINDVILLE M C, et al. Pediatric intracerebral hemorrhage: acute symptomatic seizures and epilepsy [J]. JAMA Neurol, 2013, 70 (4): 448—454.

[64] LIU J, WANG D, LEI C, et al. Etiology, clinical characteristics and prognosis of spontaneous intracerebral hemorrhage in children: a prospective cohort study in China [J]. J Neurol Sci, 2015, 358 (1—2): 367—370.

[65] FRAUM T J, KREISL T N, SUL J, et al. Ischemic stroke and intracranial hemorrhage in glioma patients on antiangiogenic therapy [J]. J Neurooncol, 2011, 105 (2): 281—289.

[66] LETARTE N, BRESSLER L R, VILLANO J L. Bevacizumab and central nervous system (CNS) hemorrhage [J]. Cancer Chemother Pharmacol, 2013, 71 (6): 1561—1565.

[67] SANDLER A, HIRSH V, RECK M, et al. An evidence-based review

of the incidence of CNS bleeding with anti−VEGF therapy in non−small cell lung cancer patients with brain metastases [J]. Lung Cancer, 2012, 78 (1): 1−7.

[68] KHASRAW M, HOLODNY A, GOLDLUST S A, et al. Intracranial hemorrhage in patients with cancer treated with bevacizumab: the Memorial Sloan−Kettering experience [J]. Ann Oncol, 2012, 23 (2): 458−463.

[69] SCAPPATICCI F A, SKILLINGS J R, HOLDEN S N, et al. Arterial thromboembolic events in patients with metastatic carcinoma treated with chemotherapy and bevacizumab [J]. J Natl Cancer Inst, 2007, 99 (16): 1232−1239.

[70] BOWERS K J, DEVEBER G A, FERRIERO D M, et al. Cerebrovascular disease in children: recent advances in diagnosis and management [J]. J Child Neurol, 2011, 26 (9): 1074−1100.

[71] BARRY M, HALLAM D K, BERNARD T J, et al. What is the role of mechanical thrombectomy in childhood stroke? [J]. Pediatr Neurol, 2019, 95: 19−25.

[72] AMLIE−LEFOND C, CHAN A K, KIRTON A, et al. Thrombolysis in acute childhood stroke: design and challenges of the thrombolysis in pediatric stroke clinical trial [J]. Neuroepidemiology, 2009, 32 (4): 279−286.

[73] MURTHY S B, KARANTH S, SHAH S, et al. Thrombolysis for acute ischemic stroke in patients with cancer: a population study [J]. Stroke, 2013, 44 (12): 3573−3576.

[74] FARMAKIS D, PARISSIS J, FILIPPATOS G. Insights into onco−cardiology: atrial fibrillation in cancer [J]. J Am Coll Cardiol, 2014, 63 (10): 945−953.

[75] GILCHRIST S C, BARAC A, ADES P A, et al. Cardio−oncology rehabilitation to manage cardiovascular outcomes in cancer patients and survivors: a scientific statement from the American Heart Association [J]. Circulation, 2019, 139 (21): e997−e1012.

[76] ARMSTRONG G T, OEFFINGER K C, CHEN Y, et al. Modifiable risk factors and major cardiac events among adult survivors of childhood

cancer [J]. J Clin Oncol, 2013, 31 (29): 3673-3680.

[77] NISHIDA N, YANO H, NISHIDA T, et al. Angiogenesis in cancer [J]. Vasc Health Risk Manag, 2006, 2 (3): 213-219.

[78] CHOVANEC M, ABU ZAID M, HANNA N, et al. Long-term toxicity of cisplatin in germ-cell tumor survivors [J]. Ann Oncol, 2017, 28 (11): 2670-2679.

[79] KANDURI J, MORE L A, GODISHALA A, et al. Fluoropyrimidine-associated cardiotoxicity [J]. Cardiol Clin, 2019, 37 (4): 399-405.

[80] TOYOTA E, WARLTIER D C, BROCK T, et al. Vascular endothelial growth factor is required for coronary collateral growth in the rat [J]. Circulation, 2005, 112 (14): 2108-2113.

[81] CHEN X L, LEI Y H, LIU C F, et al. Angiogenesis inhibitor bevacizumab increases the risk of ischemic heart disease associated with chemotherapy: a meta-analysis [J]. PLoS One, 2013, 8 (6): e66721.

[82] VELUSAMY R, NOLAN M, MURPHY A, et al. Screening for coronary artery disease in cancer survivors: JACC: CardioOncology state-of-the-art review [J]. JACC CardioOncol, 2023, 5 (1): 22-38.

[83] HERRMANN J, YANG E H, ILIESCU C A, et al. Vascular toxicities of cancer therapies: the old and the new—an evolving avenue [J]. Circulation, 2016, 133 (13): 1272-1289.

[84] MILAZZO V, COSENTINO N, CAMPODONICO J, et al. Characteristics, management, and outcomes of acute coronary syndrome patients with cancer [J]. J Clin Med, 2020, 9 (11): 3642.

[85] BALANESCU D V, DONISAN T, DESWAL A, et al. Acute myocardial infarction in a high-risk cancer population: outcomes following conservative versus invasive management [J]. Int J Cardiol, 2020, 313: 1-8.

[86] POTTS J E, ILIESCU C A, LOPEZ-MATTEI J C, et al. Percutaneous coronary intervention in cancer patients: a report of the prevalence and outcomes in the United States [J]. Eur Heart J, 2019, 40 (22): 1790-1800.

[87] BHARADWAJ A，POTTS J，MOHAMED M O，et al. Acute myocardial infarction treatments and outcomes in 6.5 million patients with a current or historical diagnosis of cancer in the USA [J]. Eur Heart J，2020，41 (23)：2183−2193.

[88] LYON A R，LÓPEZ−FERNÁNDEZ T，COUCH L S，et al. 2022 ESC guidelines on cardio − oncology developed in collaboration with the European Hematology Association (EHA)，the European Society for Therapeutic Radiology and Oncology (ESTRO) and the International Cardio−Oncology Society (IC−OS) [J]. Eur Heart J，2022，43 (41)：4229−4361.

[89] NEUMANN F J，SOUSA−UVA M，AHLSSON A，et al. 2018 ESC/ EACTS guidelines on myocardial revascularization [J]. Euro Intervention，2019，14 (14)：1435−1534.

[90] GANATRA S，SHARMA A，LEVY M S. Re−evaluating the safety of drug−eluting stents in cancer patients [J]. JACC Cardiovasc Interv，2017，10 (22)：2334−2337.

[91] AL−HAWWAS M，TSITLAKIDOU D，GUPTA N，et al. Acute coronary syndrome management in cancer patients [J]. Curr Oncol Rep，2018，20 (10)：78.

[92] LUCÀ F，PARRINI I，ABRIGNANI M G，et al. Management of acute coronary syndrome in cancer patients：it's high time we dealt with it [J]. J Clin Med，2022，11 (7)：1792.

[93] ELTING L S，RUBENSTEIN E B，MARTIN C G，et al. Incidence，cost，and outcomes of bleeding and chemotherapy dose modification among solid tumor patients with chemotherapy − induced thrombocytopenia [J]. J Clin Oncol，2001，19 (4)：1137−1146.

[94] ILIESCU C A，GRINES C L，HERRMANN J，et al. SCAI expert consensus statement：evaluation，management，and special considerations of cardio−oncology patients in the cardiac catheterization laboratory (endorsed by the cardiological society of india，and sociedad Latino Americana de Cardiologıa intervencionista) [J]. Catheter Cardiovasc Interv，2016，87 (5)：E202−E223.

[95] YEH E T，BICKFORD C L. Cardiovascular complications of cancer

therapy：incidence，pathogenesis，diagnosis，and management ［J］．J Am Coll Cardiol，2009，53 (24)：2231－2247.

[96] KNUUTI J，WIJNS W，SARASTE A，et al. 2019 ESC guidelines for the diagnosis and management of chronic coronary syndromes ［J］．Eur Heart J，2020，41 (3)：407－477.

[97] ZAMORANO J L，LANCELLOTTI P，RODRIGUEZ MUÑOZ D，et al. 2016 ESC Position Paper on cancer treatments and cardiovascular toxicity developed under the auspices of the ESC Committee for practice guidelines：the task force for cancer treatments and cardiovascular toxicity of the European Society of Cardiology (ESC) ［J］．Eur Heart J，2016，37 (36)：2768－2801.

[98] CRAWFORD M H. Chemotherapy－induced valvular heart disease ［J］．JACC Cardiovasc Imaging，2016，9 (3)：240－242.

[99] VAHANIAN A，BEYERSDORF F，PRAZ F，et al. 2021 ESC/EACTS guidelines for the management of valvular heart disease ［J］．Eur Heart J，2022，43 (7)：561－632.

[100] PRAZ F，BEYERSDORF F，HAUGAA K，et al. Valvular heart disease：from mechanisms to management ［J］．Lancet，2024，403 (10436)：1576－1589.

[101] SUH E，STRATTON K L，LEISENRING W M，et al. Late mortality and chronic health conditions in long－term survivors of early－adolescent and young adult cancers：a retrospective cohort analysis from the Childhood Cancer Survivor Study ［J］．Lancet Oncol，2020，21 (3)：421－435.

[102] SONTHEIMER D L. Peripheral vascular disease：diagnosis and treatment ［J］．Am Fam Physician，2006，73 (11)：1971－1976.

[103] HAYDEN K A. Perceived and objective risk in children of patients with peripheral arterial disease ［J］．J Vasc Nurs，2003，21 (1)：17－23.

[104] VELESCU A，CLARA A，PEÑAFIEL J，et al. Peripheral arterial disease incidence and associated risk factors in a mediterranean population－based cohort. The REGICOR Study ［J］．Eur J Vasc Endovasc Surg，2016，51 (5)：696－705.

[105] KOLTIN D，SUNG L，NAQVI A，et al. Medication induced diabetes

during induction in pediatric acute lymphoblastic leukemia: prevalence, risk factors and characteristics [J]. Support Care Cancer, 2012, 20 (9): 2009−2015.

[106] LIPSHULTZ S E, ADAMS M J, COLAN S D, et al. Long−term cardiovascular toxicity in children, adolescents, and young adults who receive cancer therapy: pathophysiology, course, monitoring, management, prevention, and research directions: a scientific statement from the American Heart Association [J]. Circulation, 2013, 128 (17): 1927−1995.

[107] POLLOCK N I, FLAMAND Y, ZHU J, et al. Hyperglycemia during induction therapy for acute lymphoblastic leukemia is temporally linked to pegaspargase administration [J]. Pediatr Blood Cancer, 2022, 69 (7): e29505.

[108] MCCORMICK M C, SHARP E, KALPATTHI R, et al. Hyperglycemia requiring insulin during acute lymphoblastic leukemia induction chemotherapy is associated with increased adverse outcomes and healthcare costs [J]. Pediatr Blood Cancer, 2020, 67 (9): e28475.

[109] ClEMENT S C, SCHOUTEN−VAN MEETEREN A Y, BOOT A M, et al. Prevalence and risk factors of early endocrine disorders in childhood brain tumor survivors: a nationwide, multicenter study [J]. J Clin Oncol, 2016, 34 (36): 4362−4370.

[110] POLLOCK N I, COHEN L E. Growth hormone deficiency and treatment in childhood cancer survivors [J]. Front Endocrinol (Lausanne), 2021, 12: 745932.

[111] CHEMAITILLY W, MERTENS A C, MITBY P, et al. Acute ovarian failure in the childhood cancer survivor study [J]. J Clin Endocrinol Metab, 2006, 91 (5): 1723−1728.

[112] CHOW E J, STRATTON K L, LEISENRING W M, et al. Pregnancy after chemotherapy in male and female survivors of childhood cancer treated between 1970 and 1999: a report from the Childhood Cancer Survivor Study cohort [J]. Lancet Oncol, 2016, 17 (5): 567−576.

[113] MEJDAHL-NIELSEN M, MATHIESEN S, SUOMINEN A, et al. Altered body composition in male long-term survivors of paediatric allogeneic haematopoietic stem cell transplantation: impact of conditioning regimen, chronic graft-versus-host disease and hypogonadism [J]. Bone Marrow Transplant, 2021, 56 (2): 457-460.

[114] LESPINE A, CHAP H, PERRET B. Impaired secretion of heart lipoprotein lipase in cyclophosphamide-treated rabbit [J]. Biochim Biophys Acta, 1997, 1345 (1): 77-85.

[115] LOQUEVIEL C, MALET-MARTINO M, MARTINO R. A 13C NMR study of 2-(13) C-chloroacetaldehyde, a metabolite of ifosfamide and cyclophosphamide, in the isolated perfused rabbit heart model. Initial observations on its cardiotoxicity and cardiac metabolism [J]. Cell Mol Biol (Noisy-le-grand), 1997, 43 (5): 773-782.

[116] OH J H, BAUM D D, PHAM S, et al. Long-term complications of platinum-based chemotherapy in testicular cancer survivors [J]. Med Oncol, 2007, 24 (2): 175-181.

[117] FENTON D W, VERMA S, VENNER P, et al. The lack of long-term effect of cisplatin based combination chemotherapy on serum cholesterol for treatment of testicular cancer [J]. J Urol, 2002, 168 (5): 1971-1974.

[118] VAN DEN BELT-DUSEBOUT A W, DE WIT R, GIETEMA J A, et al. Treatment-specific risks of second malignancies and cardiovascular disease in 5-year survivors of testicular cancer [J]. J Clin Oncol, 2007, 25 (28): 4370-4378.

[119] HAUGNES H S, WETHAL T, AASS N, et al. Cardiovascular risk factors and morbidity in long-term survivors of testicular cancer: a 20-year follow-up study [J]. J Clin Oncol, 2010, 28 (30): 4649-4657.

[120] WETHAL T, KJEKSHUS J, RØISLIEN J, et al. Treatment-related differences in cardiovascular risk factors in long-term survivors of testicular cancer [J]. J Cancer Surviv, 2007, 1 (1): 8-16.

［121］BIELECKA－DABROWA A，EBNER N，DOS SANTOS M R，et al. Cachexia，muscle wasting，and frailty in cardiovascular disease ［J］. Eur J Heart Fail，2020，22（12）：2314－2326.

［122］PIZZIMENTI M，MEYER A，CHARLES A L，et al. Sarcopenia and peripheral arterial disease：a systematic review ［J］. J Cachexia Sarcopenia Muscle，2020，11（4）：866－886.

［123］LAWALL H，HUPPERT P，ESPINOLA－KLEIN C，et al. The diagnosis and treatment of peripheral arterial vascular disease ［J］. Dtsch Arztebl Int，2016，113（43）：729－736.

［124］TEFFERI A. Nilotinib treatment － associated accelerated atherosclerosis：when is the risk justified? ［J］. Leukemia，2013，27（9）：1939－1940.

［125］TEFFERI A，LETENDRE L. Nilotinib treatment － associated peripheral artery disease and sudden death：yet another reason to stick to imatinib as front － line therapy for chronic myelogenous leukemia ［J］. Am J Hematol，2011，86（7）：610－611.

［126］BURNS P，GOUGH S，BRADBURY A W. Management of peripheral arterial disease in primary care ［J］. BMJ，2003，326（7389）：584－588.

［127］JONASON T，BERGSTRÖM R. Cessation of smoking in patients with intermittent claudication. Effects on the risk of peripheral vascular complications，myocardial infarction and mortality ［J］. Acta Med Scand，1987，221（3）：253－260.

［128］LENG G C，FOWLER B，ERNST E. Exercise for intermittent claudication ［J］. Cochrane Database Syst Rev，2000（2）：CD000990.

［129］Antithrombotic Trialists' Collaboration. Collaborative meta－analysis of randomised trials of antiplatelet therapy for prevention of death，myocardial infarction，and stroke in high risk patients ［J］. BMJ，2002，324（7329）：71－86.

［130］CAPRIE Steering Committee. A randomised，blinded，trial of clopidogrel versus aspirin in patients at risk of ischaemic events（CAPRIE）. CAPRIE Steering Committee ［J］. Lancet，1996，348（9038）：1329－1339.

[131] LENG G C，PRICE J F，JEPSON R G. Lipid−lowering for lower limb atherosclerosis ［J］. Cochrane Database Syst Rev，2000 (2)：CD000123.

[132] MONDILLO S，BALLO P，BARBATI R，et al. Effects of simvastatin on walking performance and symptoms of intermittent claudication in hypercholesterolemic patients with peripheral vascular disease ［J］. Am J Med，2003，114 (5)：359−364.

[133] DAWSON D L，CUTLER B S，HIATT W R，et al. A comparison of cilostazol and pentoxifylline for treating intermittent claudication ［J］. Am J Med，2000，109 (7)：523−530.

[134] BEEBE H G，DAWSON D L，CUTLER B S，et al. A new pharmacological treatment for intermittent claudication：results of a randomized，multicenter trial ［J］. Arch Intern Med，1999，159 (17)：2041−2050.

[135] DE HARO J，ACIN F，FLOREZ A，et al. A prospective randomized controlled study with intermittent mechanical compression of the calf in patients with claudication ［J］. J Vasc Surg，2010，51 (4)：857−862.

[136] FOLLIN C，THILÉN U，OSTERBERG K，et al. Cardiovascular risk，cardiac function，physical activity，and quality of life with and without long − term growth hormone therapy in adult survivors of childhood acute lymphoblastic leukemia ［J］. J Clin Endocrinol Metab，2010，95 (8)：3726−3735.

[137] BRECCIA M，COLAFIGLI G，MOLICA M，et al. Cardiovascular risk assessments in chronic myeloid leukemia allow identification of patients at high risk of cardiovascular events during treatment with nilotinib ［J］. Am J Hematol，2015，90 (5)：E100−E101.

第八章　肿瘤心脏病学相关指南更新与未来发展方向

随着肿瘤治疗方法的不断发展，肿瘤心脏病学相关理论也在发生着变化。近年来，多项国内外的指南相继发布，为临床医生在管理肿瘤患者心脏健康方面提供了重要参考。

一、《ESC 2022 肿瘤心脏病学指南》

2022 年，ESC 发布了首部肿瘤心脏病学指南《ESC 2022 肿瘤心脏病学指南》，该指南在《2016 年 ESC 肿瘤治疗与心血管毒性立场声明》的基础上，更新了 272 条推荐，更加强调心脏病学、肿瘤学与血液病学之间的跨学科交流，对 CTR-CVT 的定义、诊断、治疗和预防，以及由肿瘤直接或间接引起的心血管疾病的管理提供了指导。

（一）CTR-CVT 新定义

CTR-CVT 涉及各种类型的心血管疾病，然而在肿瘤心脏病发展探索过程中，对 CTR-CVT 的定义不尽相同，诊断标准不够规范。《ESC 2022 肿瘤心脏病学指南》对肿瘤治疗相关的心功能障碍、ICI 相关心肌炎、血管毒性、高血压、心律失常进行了明确的定义（表 8-1）。

表 8-1　肿瘤治疗相关心血管毒性的定义

种类	定义
肿瘤治疗相关心功能障碍	
·有症状（心力衰竭）	（1）极重度：需要强心药、循环支持或心脏移植； （2）重度：需住院治疗； （3）中度：需门诊强化利尿及抗心力衰竭治疗； （4）轻度：轻微症状，无须强化治疗

种类	定义
·无症状	（1）重度：新出现的 LVEF≤40%； （2）中度：LVEF 下降≥10%且 LVEF 在 40%～49%；LVEF 下降<10%且 LVEF 在 40%～49%，同时伴有新出现的 GLS 相对基线下降>15%或新升高的生物标志物（肌钙蛋白、BNP、NT−pro BNP）； （3）轻度：GLS 相对基线下降>15%和（或）新升高的生物标志物，但 LVEF≥50%
ICI 相关心肌炎	
·病理学诊断（EMB）	光镜下多灶性炎症细胞浸润伴心肌细胞坏死
·临床诊断	肌钙蛋白明显升高（新的或较基线明显变化）加 1 条主要标准或 2 条次要标准，临床判断排除急性冠脉综合征及感染性心肌炎 （1）主要标准：CMR 诊断为急性心肌炎（改良 Lake Louise 标准）； （2）次要标准： ①临床症状（包括以下任意一条：疲乏、肌痛、胸痛、复视、上睑下垂、气促、端坐呼吸、下肢水肿、心悸、眩晕/头晕、晕厥、乏力、心源性休克）； ②室性心律失常（包括心脏停搏）伴或不伴传导系统疾病； ③非应激性心脏病，左心功能下降伴或不伴室壁运动异常； ④其他免疫相关不良事件，尤其是肌炎、肌病和肌无力； ⑤符合部分 Lake Louise 标准的 CMR 表现
·心肌炎严重程度	（1）爆发性：血流动力学不稳定，需要无创或有创通气的心力衰竭，完全或高度房室传导阻滞，伴或不伴明显室性心律失常； （2）非爆发性：有症状但血流动力学及心电活动稳定，偶尔伴有其他免疫相关不良事件，LVEF 可能下降但不出现严重疾病状态； （3）激素抵抗性：应用大剂量甲强龙后心肌炎未缓解或恶化（临床恶化或出现肌钙蛋白升高，排除其他病因）
·心肌炎缓解情况	（1）完全缓解：停用 ICI 后，急性症状完全消失，生物标志物、LVEF 恢复正常；心脏 MRI 仍可因纤维化提示延迟强化或者 T₁ 信号增强，但无急性水肿的表现； （2）缓解中：临床症状、体征、生物标志物和影像学参数持续好转，但仍未正常，同时应用 ICI 的剂量逐渐减少
血管毒性	
·无症状	冠心病、外周血管疾病、颈动脉疾病、静脉血栓形成、动脉血栓形成、外周血管反应、心外膜外冠状动脉反应、冠状动脉微循环反应

种类	定义
·有症状	脑卒中、短暂性脑缺血发作、心肌梗死、急性冠脉综合征、慢性冠脉综合征、外周血管疾病、血管痉挛性心绞痛、微循环性心绞痛、雷诺现象
高血压	
·肿瘤治疗开始前、治疗中、治疗后血压阈值	（1）有心血管风险的患者：收缩压≥130mmHg和（或）舒张压≥80mmHg； （2）其他：收缩压≥140mmHg和（或）舒张压≥90mmHg
·需暂停肿瘤治疗的高血压急症阈值	（1）收缩压≥180mmHg和（或）舒张压≥110mmHg； （2）（极度）血压升高会引起高血压相关靶器官损害（心、视网膜、脑、肾、大动脉），需紧急降压以减少靶器官损害程度，促进恢复
心律失常	
·QT间期延长	QTcF ＞500ms
·室上性心动过速、室性心律失常、心房颤动	参见相应心脏病学定义

注：EMB, endomyocardial biopsy, 心内膜活检；CMR, cardiac magnetic resonance, 心脏磁共振；QTcF：Fridericia 公式校正的 QT 间期。

（二）肿瘤治疗前的心血管风险评估

《ESC 2022 肿瘤心脏病学指南》强调在肿瘤治疗开始前对患者心血管风险进行评估，以帮助肿瘤治疗团队选择合适的抗肿瘤治疗药物、开展患者宣教并制订心血管疾病监测及随访策略。基于目前有限的临床研究证据，《ESC 2022 肿瘤心脏病学指南》推荐在治疗开始前，由血液科、肿瘤科或心脏科医生共同评估患者 CTR-CVT 风险。高风险或极高风险患者推荐进行心血管专科会诊，中等风险患者可从心血管疾病监测、控制心血管相关危险因素（cardiovascular risk factor，CVRF）中获益；低风险患者可在肿瘤治疗中出现CTR-CVT 或新的 CVRF 时进行肿瘤心脏病学会诊。

《ESC 2022 肿瘤心脏病学指南》推荐通过详细的临床评估和辅助检查综合分析，准确判断患者的心血管风险，具体包括如下方面。

（1）病史采集和体格检查：需明确患者在肿瘤治疗前是否已罹患心血管疾病。如存在，应采用二级预防策略，否则应进行一级预防，侧重于评估患者CVRF。此外，还要对患者的肿瘤类型、患病时间和肿瘤治疗强度进行评估。

（2）心电图：重点监测心电图 QTc 间期、心脏结构及心电生理活动是否正常。

（3）生物标志物：包括 cTnI 或 cTnT、BNP 或 NT-proBNP。

（4）影像学：经胸超声心动图（transthoracic echocardiography，TTE）是首选的重要影像学评估手段，主要基于 LVEF 和 GLS 指标的变化诊断 CTR-CVT。如高质量 TTE 无法获得，心脏磁共振（cardiac magnetic resonance，CMR）可以作为替代手段。多门控核素显像可作为上述手段均无法准确评估时的备选方法。针对心肌梗死患者，负荷超声心动图、灌注 CMR、心肌核素显像可用来评估患者心肌情况，冠状动脉 CTA 可用于评估患者冠状动脉情况。

此外，心肺运动试验、基因检测也可作为心血管风险评估的手段。

在肿瘤手术之前，肿瘤心脏病学团队应对患者的心血管及肿瘤相关风险进行更为严格的评估、管理与监测。

（三）肿瘤治疗过程中心血管并发症的预防与监测

肿瘤治疗过程中的心血管并发症监测方法与治疗前评估方法类似。在肿瘤治疗过程中建议定期进行临床评估与体格检查以早期发现 CTR-CVT 症状与体征，心电图可用来发现心律失常事件，生物标志物可用来筛查 CTR-CVT，影像学手段尤其是 TTE 和 CMR 有助于早期诊断 CTR-CVT。肿瘤治疗过程中的心血管并发症监测频率与方法应由患者治疗前心血管风险、肿瘤特点、肿瘤治疗方案及患者存在的合并症共同决定。

（四）肿瘤治疗过程中心血管并发症的治疗与管理

肿瘤治疗过程中如果患者出现急性心血管并发症，《ESC 2022 肿瘤心脏病学指南》推荐进行多学科诊疗，并大体遵循相应疾病的指南策略。重点强调肿瘤人群的特殊管理策略，该策略的制订应考虑肿瘤和心血管症状、肿瘤预后与治疗、患者意愿等因素。《ESC 2022 肿瘤心脏病学指南》推荐心脏科、肿瘤科医生在内的多学科团队讨论制订心血管并发症治疗方案，调整肿瘤治疗方案。

（五）肿瘤治疗结束后心血管风险评估与肿瘤幸存者的长期管理

对心血管风险较高的肿瘤幸存者，在肿瘤治疗结束 12 个月内应进行心血管风险评估，并对患者进行宣教，提醒其注意心血管并发症征象并严格控制 CVRF，针对患者风险分层个体化制订心血管评估方案、心肺运动试验评估与心脏康复计划。

在肿瘤治疗结束 12 个月后，肿瘤幸存者进入长期管理阶段。《ESC 2022 肿瘤心脏病学指南》根据不同人群（青少年时期曾罹患肿瘤的成年幸存者、成年肿瘤幸存者、孕妇）及不同风险分层分别制订了长期随访方案，并对长期管理过程中可能出现的心血管事件的管理方案进行了推荐。

二、《中国临床肿瘤学会（CSCO）肿瘤心脏病学临床实践指南》

2023 年，中国临床肿瘤学会（Chinese Society of Clinical Oncology, CSCO）发布了《中国临床肿瘤学会（CSCO）肿瘤心脏病学临床实践指南》（以下简称为 2023 版指南）。2023 版指南的更新从既往聚焦心血管毒性防治，拓展为肿瘤心脏病学，将肿瘤患者的全程管理纳入重要考量，以满足肿瘤心脏病学的发展。2023 版指南在 CTR-CVT 的预防、诊断、治疗和管理措施等多方面均有更新，以期更好地实现患者的全程管理。

（一）CTRCD 的定义

2023 版指南首先更新并明确了 CTRCD 的定义。CTRCD 涵盖了广泛的因肿瘤治疗（包括化疗、靶向药物、免疫治疗和放疗）带来的心脏表现，如心脏损伤、心肌病和心力衰竭。CTR-CVT 包括 CTRCD、冠状动脉疾病、心脏瓣膜疾病、心律失常、高血压、血栓形成和血栓栓塞性疾病、外周动脉疾病、脑卒中、出血并发症、肺动脉高压、心包疾病。

（二）化疗相关心脏毒性的监测与治疗更新

CTR-CVT 诊疗总则建议所有新确诊肿瘤患者在抗肿瘤治疗前进行基线心血管风险评估，以及治疗期间根据不同心血管风险分层、肿瘤类型、肿瘤分期和治疗方案给予心脏毒性监测。

2023 版指南建议在潜在心脏毒性抗肿瘤治疗后或心脏受照射的放疗后，肿瘤幸存者基线和第 1 年进行 CTR-CVT 风险评估（包括体格检查、血压、血脂、糖化血红蛋白、心电图和 BNP）和心血管风险管理，并后续建立长期随访管理计划。对于高/极高风险人群，建议在治疗期间转诊至心内科进行心血管并发症预防，并在抗肿瘤治疗完成 3 个月和 1 年后评估心血管风险，之后每年进行心血管风险随访评估；治疗完成 1 年、3 年和 5 年后进行 TTE 检查，之后每 5 年进行一次 TTE 检查。心血管风险的初始评估由肿瘤科医生进行，存在危险因素者建议转诊至肿瘤心脏病学多学科团队进行再次评估，权衡治疗获益与风险后决定是否进行心脏保护治疗及更换低心血管毒性的替代方案。高剂量蒽环类药物和 ICI、伴有基础心血管疾病、伴有其他基础疾病和年龄等危险因素可能与心血管毒性存在关联。

2023 版指南新增了化疗相关心功能障碍的监测方案。

对于无症状心血管毒性的处理原则是，在使用蒽环类药物化疗时，如出现 cTnI 升高，应用 ACEI 类药物可减少 CTRCD 的发生风险。近期有报道称，血管紧张素受体脑啡肽酶抑制剂（angiotensin receptor－neprilysin inhibitor，ARNI）沙库巴曲缬沙坦钠可改善蒽环类药物相关心肌损害患者的心功能，但未来需要大样本研究来证实。目前，钠－葡萄糖共转运体 2（sodium glucose co－transporter 2，SGLT－2）抑制剂恩格列净可减轻多柔比星相关心肌细胞炎症反应、纤维化、铁死亡及凋亡，可减轻多柔比星相关心肌损伤并预防心功能降低。回顾性临床研究也提示，对于使用蒽环类药物的肿瘤患者，同时应用 SGLT－2 抑制剂可降低心脏事件的发生率。

对于症状性心血管毒性的处理原则是，所有 LVEF 降低的心力衰竭患者均应使用 ACEI，除非有禁忌证或不能耐受。ARB 推荐用于不能耐受 ACEI 的患者。对于纽约心脏协会（New York Heart Association，NYHA）心功能 Ⅱ～Ⅲ级和（或）有症状的 LVEF 降低的心力衰竭患者，若能够耐受 ACEI/ARB，推荐以 ARNI 替代 ACEI/ARB，以进一步减少心力衰竭的发病率及死亡率。LVEF 降低的心力衰竭患者长期应用 β 受体阻滞剂能改善症状和生活质量，降低死亡、住院和猝死风险。

三、未来发展方向

随着肿瘤诊疗水平的提高，肿瘤幸存者数量逐年增加，其生存期内的心血管问题也日益凸显。由于肿瘤相关心血管损伤涵盖多个亚专科，心血管医生需要加强对肿瘤心脏病学的认识，为肿瘤科医生提供正确的诊断和指导。

目前，肿瘤心脏病学仍处于发展阶段，其病理生理机制、心血管疾病的关联性和治疗策略尚有许多空白。需要更多研究数据和经验的积累，以促进循证医学证据和临床数据的积累，确保抗肿瘤治疗效果的同时，减轻患者的心血管不良反应，使患者获得更好的生存获益。

参考文献

［1］ LYON A R，LÓPEZ－FERNáNDEZ T，COUCH L S，et al. 2022 ESC guidelines on cardio－oncology developed in collaboration with the European Hematology Association（EHA），the European Society for Therapeutic Radiology and Oncology（ESTRO）and the International Cardio－Oncology Society（IC－OS）［J］. Eur Heart J，2022，43（41）：4229－4361.

［2］ 中国临床肿瘤学会指南工作委员会. 中国临床肿瘤学会（CSCO）肿瘤心脏病学临床实践指南［M］. 北京：人民卫生出版社，2023.

［3］ HERRMANN J. Adverse cardiac effects of cancer therapies：cardiotoxicity and arrhythmia［J］. Nat Rev Cardiol，2020，17（8）：474－502.

［4］ 中华医学会心血管病学分会心力衰竭学组，中国医师协会心力衰竭专业委员会，中华心血管病杂志编辑委员会. 中国心力衰竭诊断和治疗指南2018［J］. 中华心血管病杂志，2018，46（10）：760－789.

［5］ GONGORA C A，DROBNI Z D，QUINAGLIA ARAUJO COSTA SILVA T，et al. Sodium－glucose co－transporter－2 inhibitors and cardiac outcomes among patients treated with anthracyclines［J］. JACC Heart Fail，2022，10（8）：559－567.

第九章　化疗相关肿瘤心脏病的管理策略

随着肿瘤早期诊断的进步和治疗手段的提升，儿童肿瘤患者的预期寿命得到了显著延长，生存率也有所提高，这意味着许多儿童肿瘤患者能够长期生存。然而，肿瘤治疗可能引起的心脏毒性成为一个重要的临床问题。肿瘤治疗相关心脏毒性可能导致心血管疾病的发生。特别是，化疗相关心脏毒性是影响肿瘤幸存者预后的独立因素，儿童肿瘤患者的心血管并发症已成为导致其死亡的主要原因之一。化疗相关心脏毒性不仅对临床构成巨大挑战，也给越来越多的肿瘤幸存者带来了沉重的经济和健康负担。因此，临床医生需要尽早识别不良事件，以便在永久性或不可逆的心功能障碍发生之前采取适当措施。

肿瘤治疗对心血管系统的损伤具有特异性，程度也不同，包括直接损害（如心肌毒性、缺血、高血压、心律失常）和间接损害（如不利的生活方式变化）。对于心脏损伤、心肌病和心力衰竭等情况，推荐使用肿瘤治疗相关心功能障碍（CTRCD）这一术语，它涵盖广泛的可能表现形式，并与各种肿瘤治疗方法（包括化疗、靶向药物、免疫治疗和放疗）的病因学联系。

一、化疗相关心脏毒性的风险管理

（一）抗肿瘤治疗前的心血管风险分层

在肿瘤患者中，考虑心血管疾病的预防策略的最佳时机是在肿瘤诊断时和开始肿瘤治疗之前，这使得肿瘤学团队能够在制订肿瘤治疗计划时考虑心血管风险，并对患者进行心血管风险的教育。个性化的心血管监测和随访策略对于国内外各种成人共识中均认可的心脏毒性风险分层至关重要，建议将患儿分为低、中、高或非常高风险。

我们建议在不延误肿瘤治疗的情况下，联合儿童心血管专家提供风险评估的综合方法，包括心脏检查（心电图、生物标志物和影像学检查）等。评估方法应根据心血管疾病风险和肿瘤治疗计划进行个体化选择，从而降低心血管疾病风险，并提高对有效肿瘤治疗的依从性和延长总生存期。

在整个肿瘤治疗过程中，应尽量减少 CTR－CVT 的发生。在开始具有已知心血管毒性特征的肿瘤治疗之前，心血管肿瘤学团队应识别和治疗 CVRF 和已存在的心血管疾病，并制订适当的预防和监测计划，以早期识别和适当管理潜在的心血管并发症。

考虑某些肿瘤治疗的益处和风险，以明确在心脏毒性明显时继续或中断治疗。肿瘤治疗完成后，重点转移至长期随访和治疗的协调。对于肿瘤长期幸存者，有心血管风险者在治疗过程中应持续监测，直至治疗结束。对于需要治疗继发性恶性肿瘤的患者，还需要重新评估心血管风险。

由于抗肿瘤治疗相关心血管损伤是非特异的，因此确定可能有心脏毒性风险患者的一般方法仍错综复杂，进而临床后果（如严重性、时机等）不可预测，所以检测的最佳策略具有不确定性。

关于如何在治疗前、治疗期间及治疗后监测儿童肿瘤患者心脏毒性的相关指南仍是缺失的。目前用于检测心脏毒性的影像学方法，如静息 LVEF，灵敏度不高。现在有多种可供选择的方法，包括先进的心脏影像技术、功能性检测、基于血液的生物标志物测定及基因检测，但是还没有明确的最佳方法或者组合方法。仍需开展评估生物标志物、多种影像学策略及检测技术应用的最佳时机和频率的研究。大型前瞻性、多中心的研究将明确这些技术是否可以在实践中应用，以改善心脏毒性的检测及对心血管和总体生存率的预测，从而促进早期干预，降低下游心血管病发病率且保证抗肿瘤治疗的功效不受影响。

治疗前 CTR－CVT 风险评估最好采用公认的风险分层方法，将多种危险因素纳入其中，以确定患者的特定风险。由于儿童肿瘤患者没有特定的工具进行评估，可考虑借用适用于成人的心力衰竭协会（Heart Failure Association，HFA）－国际肿瘤心脏病学会（International Cardio－oncology Society，ICOS）基线心血管风险分层（删除年龄因素），评估指标见表 9－1。

表 9－1　HFA－ICOS 基线心血管风险分层

基线心血管危险因素	蒽环类药物化疗	HER2 靶向治疗	VEGFI	BCR－ABL 抑制剂	多发性骨髓瘤治疗	RAF、MEK 抑制剂
既往心血管疾病						
心力衰竭/心肌病/CTRCD	VH	VH	VH	H	VH	VH
严重的心脏瓣膜病	H	H	－	－	－	H

续表

基线心血管危险因素	蒽环类药物化疗	HER2靶向治疗	VEGFI	BCR－ABL抑制剂	多发性骨髓瘤治疗	RAF、MEK抑制剂
MI/PCI/CABG	H	H	VH	—	—	H
稳定型心绞痛	H	H	VH	—	—	H
动脉疾病	—	—	VH	VH	VH	—
ABI 异常	—	—	—	H	—	—
肺动脉高压	—	—	—	H	—	—
动脉血栓形成伴TKI	—	—	VH	—	—	—
静脉血栓形成	—	—	H	M2	VH	—
心律失常[a]	—	M2	M2	M2	M2	M1
QTc 间期≥480ms	—	—	H	H	—	—
QTc 间期 450～480ms（男）；QTc 间期 460～480ms（女）	—	—	M2	M2	—	—
既往 PICV 毒性	—	—	—	—	VH	—
既往 IMID 毒性	—	—	—	—	H	—
心脏影像学						
LVEF≥50%	H	H	H	H	H	H
LVEF 50%～54%	M2	M2	M2	—	M2	M2
左心室肥大	—	—	—	—	M1	—
心脏淀粉样变性	—	—	—	—	VH	—
心脏生物标志物						
基线 cTn 升高[b]	M1	M2	M1	—	M2	M2
基线 BNP 升高[b]	M1	M2	M1	—	H	—
年龄和 CVRF						
高血压[c]	M1	M1	H	M2	M1	M2
慢性肾病[d]	M1	M1	M1	M1	M1	M1
蛋白尿	—	—	M1	—	—	—

续表

基线心血管危险因素	蒽环类药物化疗	HER2靶向治疗	VEGFI	BCR-ABL抑制剂	多发性骨髓瘤治疗	RAF、MEK抑制剂
糖尿病e	M1	M1	M1	M1	M1	M1
高脂血症f	–	–	M1	M1	M1	–
血栓家族史	–	–	–	M1	M1	–
目前的肿瘤治疗						
地塞米松>160mg/m²	–	–	–	–	M1	–
HER2靶向治疗前的蒽环类药物化疗	–	M1g	–	–	–	–
既往接触史						
蒽环类药物	H	M2h	H	–	H	H
曲妥珠单抗		VH				
左胸/纵隔放疗	H	M2	M1	–	M1	M2
非蒽环类药物	M1	–	–	–	–	–
生活方式危险因素						
肥胖（BMI>30kg/m²）	M1	M1	M1	M1	M1	M1

注：a，心房颤动；b，高于当地实验室正常参考范围的上线；c，收缩压>140mmHg或舒张压>90mmHg或接受治疗；d，eGFR<60mL/（min·1.73m²）；e，糖化血红蛋白>7.0%（>53mmol/L）或接受治疗；f，HDL-C>3.8mmol/L（>145mg/dL）或接受治疗；g，蒽环类药物和曲托珠单抗同时使用；h，以前的恶性肿瘤（不是目前的治疗方案）；MI，心肌梗死；PCI，经皮冠状动脉介入术；CABG，冠状动脉搭桥术。

风险水平：低风险=无危险因素或一个中危险因素（M），中度风险=中危险因素2～4分（M1=1分；M2=2分），高风险=中危险因素≥5分或任何高危险因素（H），非常高的风险=任何非常高危险因素（VH）。

（二）基线心血管风险评估清单

基线心血管风险评估清单，也就是CTR-CVT的危险因素，包括生活方式危险因素，CVRF、年龄、性别、基因，既往的心脏毒性治疗，相关检测指标如心电图、TTE、心脏生物标志物异常（BNP、cTn）。

1. 病史和体格检查

建议将仔细的临床病史和体格检查作为基线风险评估的一部分。根据是否合并心血管疾病，可将肿瘤患者分为两个队列。对于既往无心血管疾病或CTR-CVT的患者可考虑采取一级预防策略，做到定期监测指标，不予干预治疗；而对既往或活动性心血管疾病或既往 CTR-CVT 的患者采取二级预防策略。

应收集有关肿瘤既往史、有心脏毒性的肿瘤治疗方法及剂量信息。应询问患者典型的心脏疾病症状（如活动性胸痛、劳力性呼吸困难、端坐呼吸、心悸和外周水肿），这些可指导临床体格检查和辅助检查。体格检查应记录生命体征，并寻找未确诊的心血管疾病的潜在指标，如心力衰竭、心包疾病、心脏瓣膜病和心律失常。

对既往有心血管疾病史的儿童肿瘤患者进行二级预防。这些儿童肿瘤患者未来发生心血管事件的风险可能较高或非常高，因此需要对其心血管疾病类型及严重程度，以及既往和当前的治疗进行更全面的临床评估。根据心血管疾病的类型和严重程度，需要进行其他检查，包括静息或负荷超声心动图、CMR、核灌注成像和冠状动脉 CTA。

这些危险因素应与基线心电图、生物标志物和心脏影像学检查一起收集和考虑，以完成基线 CTR-CVT 风险评估。

2. 心电图

基线 12 导联心电图是一种容易进行的测试，可以提供潜在心血管疾病的重要线索。心电图证据如心室增大、传导异常、心律失常、缺血或既往心肌梗死和低电压应在临床背景下解释。在开始已知会导致 QTc 间期延长的抗肿瘤治疗之前，建议进行基线心电图检查。当发现基线 QTc 间期延长时，建议纠正可逆原因并确定延长 QT 间期的相关遗传素质。

3. 生物标志物

测量心脏血清生物标志物，如 cTn、BNP 或 NT-proBNP，有助于对计划接受抗肿瘤治疗的患者进行基线心血管风险分层。如果要将生物标志物的变化程度用于识别肿瘤治疗期间的亚临床心脏损伤，则需要基线测定值。

人们对肿瘤治疗前 CTR-CVT 风险分层的其他新型生物标志物也很感兴趣，然而相关文献有限。候选的生物标志物包括髓过氧化物酶、C 反应蛋白、半乳糖凝集素－3、精氨酸、一氧化氮代谢产物、生长分化因子－15、胎盘生长因子、FMS样酪氨酸激酶1、microRNA和IgE。目前没有证据支持这些新型生物标志物的常规应用，需要开展更多的研究。

4. 心血管成像

TTE是基线风险分层的首选成像技术，因为它可以定量评估左心室和右心室功能，左心室扩张、左心室肥厚、局部室壁运动异常、舒张功能障碍、心脏瓣膜病、肺动脉高压和心周疾病可能会影响治疗决策。三维超声心动图是评估LVEF和心功能的首选超声心动图方式。在潜在心脏毒性的抗肿瘤治疗开始前，所有接受TTE评估的患者推荐测量基线LVEF和GLS，进行CTR-CVT风险分层，并确定治疗期间的显著变化。建议在静息TTE时测量全身动脉血压，因为它会影响心功能测量，并应记录在TTE报告中。基线临界（50%～54%）或降低（50%）的LVEF是大多数心脏毒性抗肿瘤治疗，特别是蒽环类药物或曲妥珠单抗治疗的危险因素。基线指数型左室舒张末期容积增加可预测保留LVEF的患者在蒽环类药物化疗期间发生的主要心血管事件（症状性心力衰竭或心源性死亡）。

5. 基因检测

目前不建议在开始抗肿瘤治疗前常规使用基因检测来评估CTR-CVT风险。未来，个性化的遗传检测方法可能有助于确定肿瘤患者对心脏毒性的个体易感性，还需开展更多的研究。

建议针对基线时被确定为CTR-CVT高风险或极高风险的患者（表9-1）制定降低风险的策略。中等风险的患者可以从更密切的心脏监测、严格的传统CVRF管理中获益，选定的中等风险患者也可以从心脏肿瘤学转诊中获益。低风险患者可以在肿瘤科随访，如果出现CTR-CVT或出现新的或不受控制的CVRF，可以适当转诊到心脏肿瘤学多学科团队。

二、与心脏毒性密切相关的化疗药物的管理策略

目前，关于化疗相关心脏毒性的管理策略主要基于使用蒽环类药物、ICI的患者数据。因此，下面将重点介绍这两种情况的管理策略。

（一）蒽环类药物相关心脏毒性的管理

肿瘤治疗中，蒽环类药物（如多柔比星、柔红霉素、表柔比星和伊达比星等）的心脏毒性最为人所熟知。这些药物在实体瘤（如乳腺癌、骨肉瘤等）和血液系统恶性肿瘤（如霍奇金/非霍奇金淋巴瘤、急性淋巴细胞白血病等）的治疗中仍然广泛应用，并且已知它们能引起剂量依赖性、累积性和进行性的心功能障碍。

1. 蒽环类药物相关心脏毒性风险最高的患者群体

无症状的左心室收缩功能障碍的危险因素包括蒽环类药物累积剂量和心脏区域放疗。即使是最低剂量的蒽环类药物，也存在导致无症状的左心室收缩功能障碍的风险。

2. 检测和预防蒽环类药物相关心脏毒性的策略

无症状性心肌病可能进展为症状性心力衰竭，预后不良。对于蒽环类药物诱导的心肌病，仅通过体格检查可能会漏掉超过 50％ 的早期及潜在可逆病例。治疗前后应用心电图、超声心动图结合生物标志物（如 cTn 和 NT－proBNP）等一系列监测措施，有望使高风险患者获益，这些方法已得到一些组织的推荐。加拿大学者建议常规使用循环心脏生物标志物，包括 cTn 和 NT－proBNP，这些标志物显示出很强的阴性预测值，有助于识别低心脏风险的患者，并指导制定更积极的治疗计划或不那么严格的心脏随访。

蒽环类药物的累积剂量和胸部定向放疗被认为是与心肌变形受损相关的因素。其心脏毒性机制包括与核脱氧核糖核酸的插入、抑制拓扑异构酶Ⅱ活性氧的产生，以及对细胞膜和线粒体的破坏。蒽环类药物显著提高了患有肿瘤的儿童的生存率，但相关的心脏毒性也可能损害一些患者的长期预后。如何平衡蒽环类药物治疗的化疗效果与其潜在的严重心血管并发症，是一个重要的问题。

一些与蒽环类药物相关心脏毒性概率增加相关的危险因素和生物标志物已被确定。改变蒽环类药物的结构形式和剂量，并共同给予心脏保护剂，可能会防止这些心脏毒性作用。心血管并发症也可能通过使用 ACEI、β受体阻滞剂和生长激素替代治疗来管理。心脏移植仍然是最后的治疗手段。

尽管肿瘤治疗取得了重大进展，但蒽环类药物相关的心脏毒性仍然是儿童肿瘤幸存者死亡的主要原因之一。有前途的研究领域：在接受化疗的儿童中使用心脏损伤的早期识别技术，开发和应用心脏保护剂预防心脏毒性，以及蒽环类药物治疗后儿童心功能障碍治疗的进展。将多柔比星包封于脂质体（脂质体多柔比星）内可以在保证相同功效的同时允许更高的累积剂量，因此显著降低了使用普通多柔比星时心力衰竭和心肌损伤的发生率。尽管脂质体多柔比星相比多柔比星有更好的心脏安全性，美国 FDA 仍然推荐在使用脂质体多柔比星时常规监测 LVEF。

右丙亚胺是一种与乙二胺四乙酸（EDTA）类似的螯合剂，能够螯合铁离子，保护心肌细胞免受多柔比星的毒性损害。使用多柔比星或表柔比星的同时应用右丙亚胺的心肌保护效果已经得到临床证实，然而，这种化疗方案的应答率更低，并且在儿童肿瘤幸存者中可能出现继发性白血病。虽然靶向治疗改善了肿瘤的预后，但独特的心脏毒性越来越被认识到，尤其是在蒽环类药物或放疗后连续使用时。肿瘤治疗引起的心脏毒性患者可受益于涉及心脏病学和肿瘤学的合作护理，促进了一个新的跨学科的心脏肿瘤学领域的发展。肿瘤治疗诱导的心脏毒性的危险因素已经在现实世界中被评估，而不是在临床试验患者中。生物标志物和先进的超声心动图正在成为临床前识别肿瘤治疗引起的心脏毒性的灵敏工具。单中心研究表明，肿瘤治疗引起的心脏毒性对迅速的心力衰竭药物治疗有反应，这种治疗甚至可以预防心脏毒性。

（二）ICI 相关心肌炎的管理

在我国，对于 ICI 相关心肌炎的诊断，并不总是能够轻易进行 CMR 和心脏 CT，尤其是在肿瘤医院。心肌内膜活检需要特定的专业知识，同样也不能广泛使用。然而，目前指南中提出的精细化临床分类有助于提供对 ICI 相关心肌炎的详细了解和指导风险分层。对于 cTn 水平升高且无临床症状、明显左心室功能障碍或血流动力学不稳定的患者，可被诊断为"亚临床"ICI 相关心肌炎，需要研究指导早期管理。明确口服泼尼松治疗而不是静脉注射糖皮质激素的作用是重要的。

除了心肌炎，ICI 还可导致其他心血管毒性反应，如冠状动脉疾病、心肌梗死和脑卒中。未来，随着我国 ICI 使用人数的增加，有关心血管事件的流行病学和负担的数据将会更加清晰。

随着儿童肿瘤生存率的提高，心脏毒性成为晚期发病率和死亡率的主要非恶性原因。在肿瘤诊断后的 30～40 年，有症状性心力衰竭的累积发生率达到 5％～12％。其主要原因是蒽环类药物和涉及心脏的放疗。因此，生存护理的重点是左心室功能障碍的早期发现，有指南建议至少每 5 年对无症状冠脉综合征进行超声心动图监测。

三、化疗相关心律失常的管理策略

（一）化疗相关的长 QTc 间期与室性心律失常的管理策略

对于无症状的自限性室性心律失常患者，通常不需要停药，除非他们有额外的心血管危险因素或持续的心电图异常。对于有症状的室性心律失常，可能需要减少肿瘤药物剂量或停药，并应咨询心脏病专家进行评估和治疗。

复发且危及生命的室性心律失常需要紧急干预。ⅠA 类、ⅠC 类和Ⅲ类抗心律失常药物的使用可能受到药物相互作用和 QTc 间期延长风险的限制。β 受体阻滞剂和ⅠB 类药物不太可能引起药物相互作用或 QTc 间期延长。如果肿瘤药物也与 CTRCD 相关，则首选 β 受体阻滞剂。胺碘酮是结构性心脏病和血流动力学不稳定患者抗心律失常的药物选择。

使用可能导致 QTc 间期延长的药物的患者应密切监测并纠正血清电解质等危险因素，应尽可能避免同时使用延长 QTc 间期的药物。对于某些抗肿瘤药物，有特定的说明书建议在治疗期间进行心电图监测，调整剂量，或在 QTc 间期延长的情况下停止治疗。

尽管没有具体建议，但与严重心动过缓或窦性暂停相关的 QTc 间期延长的肿瘤患者可能受益于异丙肾上腺素输注或临时起搏。尽管目前存在限制，但许多恶性肿瘤预后的改善正在增加肿瘤患者的数量，这些患者是植入式心律转复除颤器的候选者，特别是当预期寿命不足 0.1 年时（包括因 QTc 间期延长药物而经历复苏的心源性猝死或严重室性心律失常而没有其他治疗方法的患者）。

（二）化疗相关慢性心律失常的管理策略

在肿瘤患者中，化疗药物可能导致心脏瓣膜病，尽管其直接影响较小。心脏瓣膜病的发生可能与多种因素有关，包括既往存在的瓣膜病变、放疗、感染性心内膜炎以及继发于左心室功能障碍。化疗药物通过对心肌细胞和瓣膜内皮细胞的直接细胞毒性，可能导致瘢痕形成、小叶回缩和增厚，从而引起瓣膜反流并最终导致狭窄。蒽环类药物可通过对心肌细胞的毒性作用，导致心室功能障碍和继发性或功能性瓣膜反流。

对于肿瘤患者的心脏瓣膜病诊断和管理，当前主要遵循心脏瓣膜病的管理指南。根据 ESC 的建议，对于出现呼吸困难、新近出现的心脏杂音，伴随血培养阳性的不明原因发热等表现的心脏瓣膜病肿瘤患者，应进行心内膜炎筛查，并考虑肿瘤预后相关因素，参照 ESC/欧洲心胸外科协会（European Association For Cardio-Thoracic Surgery，EACTS）的心脏瓣膜病指南进行管理。

四、化疗相关高血压的管理策略

在抗肿瘤治疗开始前，应对患者进行全面的风险评估，包括测量血压、检查心血管系统已知危险因素，并进行针对性的实验室检查。高血压治疗的主要目标是减少对终末器官的损害，如肾病、心脏病和脑卒中等。对于肿瘤患者，应积极治疗，包括密切监测血压，并在必要时进行针对性治疗。

随着抗肿瘤治疗的有效性增强，心血管疾病的负担，包括高血压，可能会对接受积极治疗的患者和肿瘤幸存者产生越来越恶劣的影响。不同的抗肿瘤治疗导致血压升高的机制各不相同，因此，必须采用有针对性的高血压治疗方法。高血压可能是接受肿瘤治疗的直接结果。肿瘤治疗的进步催生了许多新策略，但也伴随着一系列心血管毒性。特别是，抑制 VEGF 信号通路的新型药物与高血压高度相关。其他类型的化疗药物也可能导致高血压，包括干细胞移植过程中使用的免疫抑制药物。也有报道指出，高血压相关的非药物替代治疗也可能与此有关。不同的化疗药物可能导致高血压，这种高血压也可能与 CTRCD 有关，建议使用 ACEI 或 ARB 作为一线治疗方案，以降低 CTRCD 的风险。治疗目标是将收缩压和舒张压分别控制在<130mmHg 和<80mmHg。

对于肿瘤治疗相关的难治性高血压患者，应考虑使用螺内酯、口服或经皮硝酸酯类药物和（或）肼屈嗪。对于有证据表明交感神经张力高、紧张和（或）疼痛的肿瘤患者，应考虑使用 β 受体阻滞剂，包括卡维地洛或奈必洛尔。在监测血压、电解质和肾功能的同时，可考虑使用利尿剂，最好是螺内酯。对于那些使用 TKI 的患者，每次就诊时评估血压。

一旦患者被诊断为高血压，应该采用合理方法进行治疗，而且要考虑到高血压的内在机制，以及同时进行的抗肿瘤治疗对血压升高所产生的促进作用。不但要对初始治疗方法，也要对其他合并症，如冠心病、慢性肾病、糖尿病和心力衰竭等都进行谨慎考虑。对高血压患者的治疗可以采取多种方式：肿瘤科医生发现患者有高血压后，则患者可由肿瘤科医生进行治疗，或转诊至患者的初级保健医生处进行治疗，也可转诊至高血压方面的专家处进行治疗。同时，对单药治疗不足以控制血压的患者需要选择联合治疗方案。对于任何一种对症治疗的药物来说，如果药物导致了高血压，停用药物一般会有所改善。

五、化疗相关心力衰竭的管理策略

心力衰竭可能发生在不同环境下的肿瘤患者中，它可能是隐匿性肿瘤的标志，也可能发生在接受手术、化疗或放疗的患者中。心力衰竭的风险取决于肿瘤的类型和分期。在肿瘤治疗期间，心力衰竭的发生率在 2%～16%，可能表现为首次诊断的心力衰竭，也可能表现为阵发性心力衰竭的复发。既往存在心血管疾病的患者发生心力衰竭的风险更高。与肿瘤相关的心力衰竭的病理生理学是复杂的，国外已经有了广泛的研究。在肿瘤患者中，心力衰竭的发生与全身性血栓栓塞/卒中风险增加 2 倍相关。肿瘤的共存增加了心力衰竭患者的全因死亡率、大出血和颅内出血的风险。许多抗肿瘤药物与心力衰竭的发生和复发风险增加有关。心力衰竭可在治疗后不久或在开始治疗后数周或数月发生。肿瘤患者心力衰竭的管理应遵循 2020ESC 心房颤动诊断和管理指南，并应采用"ABC 途径"[A，抗凝以避免脑卒中/全身栓塞；B，通过速度和（或）节奏控制药物和干预措施更好地控制症状；C，合并症和心血管危险因素管理，包括生活方式改变]。

肿瘤患者心力衰竭的急性治疗应考虑在血流动力学不稳定的情况下进行电复律，而在其他情况下，对于肿瘤患者而言，在速率和节律控制之间的选择有几个重要的考虑因素。节奏控制药物可能导致 QT 间期延长，经常与肿瘤治疗药物之间相互作用，或如果肿瘤治疗是心力衰竭的特定原因，则可能疗效有限。在速率控制药物中，β 受体阻滞剂是首选，特别是如果肿瘤治疗有潜在的 CTRCD 风险，应尽可能避免使用地尔硫草和维拉帕米，因为它们存在药物相互作用和负性肌力作用。在选择的心力衰竭/左心室功能障碍和（或）症状不受控制的患者中，才可考虑消融治疗的可能性，应同时考虑多学科协作诊疗。对于伴有心房颤动的肿瘤患者，ESC 推荐了 TBIP 评分系统：T，血栓形成风险；B，出血风险；I，药物相互作用；P，患者偏好。然而，TBIP 评分系统仍需在中国肿瘤患者中进行验证。

参考文献

[1] ZAMORANO J L，LANCELLOTTI P，RODRIGUEZ MUÑOZ D，et al. 2016 ESC Position Paper on cancer treatments and cardiovascular toxicity developed under the auspices of the ESC Committee for practice

guidelines: the task force for cancer treatments and cardiovascular toxicity of the European Society of Cardiology (ESC) [J]. Eur Heart J, 2016, 37 (36): 2768-2801.

[2] ARMSTRONG G T, KAWASHIMA T, LEISENRING W, et al. Aging and risk of severe, disabling, life-threatening, and fatal events in the childhood cancer survivor study [J]. J Clin Oncol, 2014, 32 (12): 1218-1227.

[3] THAKUR A, WITTELES R M. Cancer therapy - induced left ventricular dysfunction: interventions and prognosis [J]. J Card Fail, 2014, 20 (3): 155-158.

[4] CARDINALE D, COLOMBO A, TORRISI R, et al. Trastuzumab - induced cardiotoxicity: clinical and prognostic implications of troponin I evaluation [J]. J Clin Oncol, 2010, 28 (25): 3910-3916.

[5] TAN-CHIU E, YOTHERS G, ROMOND E, et al. Assessment of cardiac dysfunction in a randomized trial comparing doxorubicin and cyclophosphamide followed by paclitaxel, with or without trastuzumab as adjuvant therapy in node - positive, human epidermal growth factor receptor 2 - overexpressing breast cancer: NSABP B- 31 [J]. J Clin Oncol, 2005, 23 (31): 7811-7819.

[6] PEREZ E A, RODEHEFFER R. Clinical cardiac tolerability of trastuzumab [J]. J Clin Oncol, 2004, 22 (2): 322-329.

[7] LANCELLOTTI P, SUTER T M, LÓPEZ-FERNÁNDEZ T, et al. Cardio-oncology services: rationale, organization, and implementation [J]. Eur Heart J, 2019, 40 (22): 1756-1763.

[8] ROSSELLO X, DORRESTEIJN J A N, JANSSEN A, et al. Risk prediction tools in cardiovascular disease prevention: a report from the ESC Prevention of CVD Programme led by the European Association of Preventive Cardiology (EAPC) in collaboration with the Acute Cardiovascular Care Association (ACCA) and the Association of Cardiovascular Nursing and Allied Professions (ACNAP) [J]. Eur J Cardiovasc Nurs, 2019, 18: 534-544.

[9] BATTISTI N M L, ANDRES M S, LEE K A, et al. Incidence of cardiotoxicity and validation of the Heart Failure Association -

International Cardio－Oncology Society risk stratification tool in patients treated with trastuzumab for HER2－positive early breast cancer [J]. Breast Cancer Res Treat，2021，188 (1)：149－163.

[10] GIOFFRé S, CHIESA M, CARDINALE D M, et al. Circulating microRNAs as potential predictors of anthracycline－induced troponin elevation in breast cancer patients：diverging effects of doxorubicin and epirubicin [J]. J Clin Med，2020，9 (5)：1418.

[11] BEER L A, KOSSENKOV A V, LIU Q, et al. Baseline immunoglobulin e levels as a marker of doxorubicin－and trastuzumab－associated cardiac dysfunction [J]. Circ Res，2016，119 (10)：1135－1144.

[12] PLANA J C, THAVENDIRANATHAN P, BUCCIARELLI－DUCCI C, et al. Multi－modality imaging in the assessment of cardiovascular toxicity in the cancer patient [J]. JACC Cardiovasc Imaging，2018，11 (8)：1173－1186.

[13] CURIGLIANO G, LENIHAN D, FRADLEY M, et al. Management of cardiac disease in cancer patients throughout oncological treatment：ESMO consensus recommendations [J]. Ann Oncol，2020，31 (2)：171－190.

[14] MOUSAVI N, TAN TC, ALI M, et al. Echocardiographic parameters of left ventricular size and function as predictors of symptomatic heart failure in patients with a left ventricular ejection fraction of $50\%-59\%$ treated with anthracyclines [J]. Eur Heart J Cardiovasc Imaging，2015，16 (9)：977－984.

[15] LIPSHULTZ S E, ADAMS M J, COLAN S D, et al. Long－term cardiovascular toxicity in children, adolescents, and young adults who receive cancer therapy：pathophysiology, course, monitoring, management, prevention, and research directions：a scientific statement from the American Heart Association [J]. Circulation，2013，128 (17)：1927－1995.

[16] MINOTTI G, MENNA P, SALVATORELLI E, et al. Anthracyclines：molecular advances and pharmacologic developments in antitumor activity and cardiotoxicity [J]. Pharmacol Rev，2004，56

(2)：185－229.

[17] ADAMS M J, HARDENBERGH P H, CONSTINE L S, et al. Radiation － associated cardiovascular disease ［J］. Crit Rev Oncol Hematol, 2003, 45 (1)：55－75.

[18] LEERINK J M, DE BAAT E C, FEIJEN E A, et al. Cardiac disease in childhood cancer survivors：risk prediction, prevention, and surveillance：JACC CardioOncology state－ofthe－art review ［J］. JACC CardioOncol, 2020, 2 (3)：363－378.

[19] ARMSTRONG T G, JOSHI M V, NESS K K, et al. Comprehensive echocardiographic detection of treatment－related cardiac dysfunction in adult survivors of childhood cancer ［J］. J Am Coll Cardiol, 2015, 65 (23)：2511－2522.

[20] PLANA J C, GALDERISI M, BARAC A, et al. Expert consensus for multimodality imaging evaluation of adult patients during and after cancer therapy：a report from the american sociefy of echocardiography and the european association of cardiovascular imaging ［J］. J Am Soc Echocardiogr, 2014, 27 (9)：911－939.

[21] VALENTINA B, JOSEPH P A, PETER VAN DER M, et al. Cardiac biomarkers in patients with cancer：considerations, clinical implications, and future avenues ［J］. Current Oncology Reports, 2020, 22 (7)：67.

[22] SMITH L A, CORNELIUS V R, PLUMMER C J, et al. Cardiotoxicity of anthracycline agents for the treatment of cancer：systematic review and meta － analysis of randomised controlled trials ［J］. BMC Cancer, 2010, 10 (1)：337.

[23] SEIFERT C F, NESSER M E, THOMPSON D F. Dexrazoxane in the prevention of doxorubicin － induced cardiotoxicity ［J］. Ann Pharmacother, 1994, 28 (9)：1063－1072.

[24] MEADOWS A T, FRIEDMAN D L, NEGLIA J P, et al. Second neoplasms in survivors of childhood cancer：findings from the Childhood Cancer Survivor Study cohort ［J］. J Clin Oncol, 2009, 27 (14)：2356－2362.

[25] FIDLER M M, REULEN R C, HENSON K, et al. Population－based

long－term cardiac－specific mortality among 34, 489 five－year survivors of childhood cancer in Great Britain [J]. Circulation, 2017, 135 (10): 951－963.

[26] FEIJEN E, FONT－GONZALEZ A, VAN DER PAL H J H, et al. Risk and temporal changes of heart failure among 5－year childhood cancer survivors: a DCOG－LATER study [J]. J Am Heart Assoc, 2019, 8 (1): e009122.

[27] MULROONEY D A, HYUN G, NESS K K, et al. Major cardiac events for adult survivors of childhood cancer diagnosed between 1970 and 1999: report from the childhood cancer survivor study cohort [J]. BMJ, 2020, 368: 16794.

[28] ARMENIAN S H, HUDSON M M, MULDER R L, et al. Recommendations for cardiomyopathy surveillance for survivors of childhood cancer: a report from the International Late Effects of Childhood Cancer Guideline Harmonization Group [J]. Lancet Oncol, 2015, 16 (3): e123－e136.

[29] YUN J P, CHOI E K, HAN K D, et al. Risk of atrial fibrillation according to cancer type: a nationwide population－based study [J]. JACC CardioOncol, 2021, 3 (2): 221－232.

[30] GUHA A, FRADLEY M G, DENT S F, et al. Incidence, risk factors, and mortality of atrial fibrillation in breast cancer: a SEER－ Medicare analysis [J]. Eur Heart J, 2021, 43 (4): 300－312.

[31] FARMAKIS D, PARISSIS J, FILIPPATOS G. Insights into onco－ cardiology: atrial fibrillation in cancer [J]. J Am Coll Cardiol, 2014, 63 (10): 945－953.

[32] BORIANI G, BONINI N, ALBINI A, et al. Cardioversion of recent－ onset atrial fibrillation: current evidence, practical considerations, and controversies in a complex clinical scenario [J]. Kardiol Pol, 2020, 78 (11): 1088－1098.

[33] LÓPEZ－FERNÁNDEZ T, MARTÍN－GARCÍA A, ROLDÁN－ RABADÁN I, et al. Atrial fibrillation in active cancer patients: expert position paper and recommendations [J]. Rev Española Cardiol (English Ed), 2019, 72 (9): 749－759.

[34] SALEM J E, NGUYEN L S, MOSLEHI J J, et al. Anticancer drug—induced life — threatening ventricular arrhythmias: a World Health Organization pharmacovigilance study [J]. Eur Heart J, 2021, 42 (38): 3915—3928.